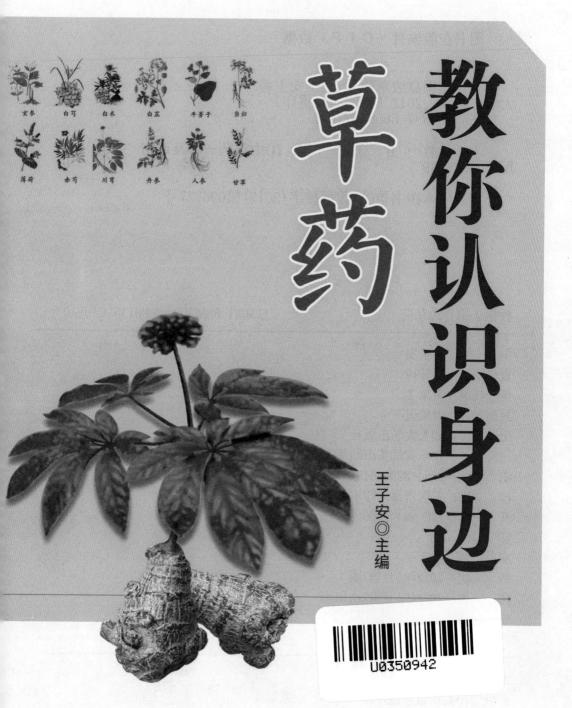

玄参　白芍　白术　白芷　牛蒡子　当归

薄荷　赤芍　川芎　丹参　人参　甘草

教你认识身边草药

王子安◎主编

U0350942

汕头大学出版社

图书在版编目（ＣＩＰ）数据

教你认识身边草药 / 王子安主编. -- 汕头 ：汕头
大学出版社，2012.5（2024.1重印）
ISBN 978-7-5658-0770-1

Ⅰ. ①教… Ⅱ. ①王… Ⅲ. ①中草药－普及读物
Ⅳ. ①R28-49

中国版本图书馆CIP数据核字(2012)第096727号

教你认识身边草药　　　　　　　　JIAONI RENSHI SHENBIAN CAOYAO

主　　编：王子安
责任编辑：胡开祥
责任技编：黄东生
封面设计：君阅天下
出版发行：汕头大学出版社
　　　　　广东省汕头市汕头大学内　　邮编：515063
电　　话：0754-82904613
印　　刷：三河市嵩川印刷有限公司
开　　本：710 mm×1000 mm　1/16
印　　张：16
字　　数：90千字
版　　次：2012年5月第1版
印　　次：2024年1月第2次印刷
定　　价：69.00元
ISBN 978-7-5658-0770-1

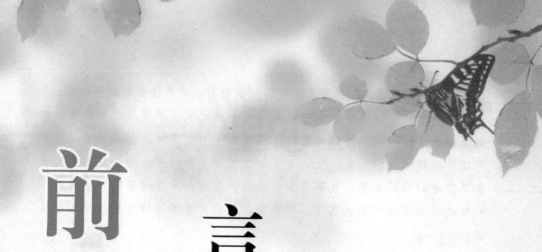

前　言

　　浩瀚的宇宙,神秘的地球,以及那些目前为止人类尚不足以弄明白的事物总是像磁铁般地吸引着有着强烈好奇心的人们。无论是年少的还是年长的,人们总是去不断的学习,为的是能更好地了解我们周围的各种事物。身为二十一世纪新一代的青年,我们有责任也更有义务去学习、了解、研究我们所处的环境,这对青少年读者的学习和生活都有着很大的益处。这不仅可以丰富青少年读者的知识结构,而且还可以拓宽青少年读者的眼界。

　　在人类文明史上,最近约200年之前的大部分时间里,人类一直依赖传统药物(其中90%以上是植物药)与疾病斗争。各大文明古国和有一定文明程度的民族几乎都有自己的民族医药体系,其中又以中国的中医药体系最为完备,成就最大。可以说,中国的中医药体系是古代医药科学的最高表现。然而,古人在食物的寻找中,通过生死验证而最终形成对于药物的认识与利用。作为维持生命的基本资源,食物提供着人体生命的日常所需;而药物则为人类提供了人体特殊时期、危机时刻的所需品,由此而共同呵护着人类的生存。本书介绍了诸如根茎类中草药、叶皮类中草药、果实类中草药、花香类中草药、矿物类中药材、动物类中药、生活中常见的中成药、外来的西方常用药物等可读性内容,从而扩大青少年读者的知识容量，提高青少年的知识层面，丰富读者的知识结构。

综上所述，《教你认识身边草药》一书记载了草药知识中最精彩的部分，从实际出发，根据读者的阅读要求与阅读口味，为读者呈现最有可读性兼趣味性的内容，让读者更加方便地了解历史万物，从而扩大青少年读者的知识容量，提高青少年的知识层面，丰富读者的知识结构，引发读者对万物产生新思想、新概念，从而对世界万物有更加深入的认识。

此外，本书为了迎合广大青少年读者的阅读兴趣，还配有相应的图文解说与介绍，再加上简约、独具一格的版式设计，以及多元素色彩的内容编排，使本书的内容更加生动化、更有吸引力，使本来生趣盎然的知识内容变得更加新鲜亮丽，从而提高了读者在阅读时的感官效果，使读者零距离感受世界万物的深奥。在阅读本书的同时，青少年读者还可以轻松享受书中内容带来的愉悦，提升读者对万物的审美感，使读者更加热爱自然万物。

尽管本书在制作过程中力求精益求精，但是由于编者水平与时间的有限、仓促，使得本书难免会存在一些不足之处，敬请广大青少年读者予以见谅，并给予批评。希望本书能够成为广大青少年读者成长的良师益友，并使青少年读者的思想得到一定程度上的升华。

2012年7月

目 录
contents

第五章　多彩的花香类中草药

第六章　质感的矿物类中草药

第七章　温润多用的动物类中药

第八章　生活中常见的中成药

第九章　外来的西洋常用药物

第一章

中药与西药概述

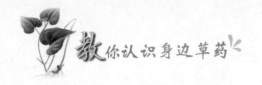

药物是指可以暂时或永久改变、查明机体的生理功能及病理状态，从而具有医疗、诊断、预防疾病和保健作用的物质。在一般药物之外还有一种特殊的药物——毒药。一般地说，中药主要由植物药（根、茎、叶、果）、动物药（内脏、皮、骨、器官等）和矿物药组成。因植物药占大多数，所以中药也称中草药，达5000种左右。植物药以人参、灵芝、何首乌、枸杞最著名；动物药以牛黄、熊胆、蛇毒、鹿茸等最珍贵；矿物药以朱砂、芒硝最常用。中药的应用理论比较独特，有四气（又称四性，是指药性的寒、热、温、凉）、五味（指药物的辛、酸、甘、苦、咸）；中草药的应用形式多种多样，有汤剂、粉剂、丸剂、膏剂、酒剂、片剂、冲剂、注射剂等。中药按照药物来源分为根茎类中草药、叶皮类中草药、果实类中草药、花朵（花香）类中草药、矿物类中草药、动物肌体类中草药、中成药等。

西医，即西方医学，起源于古希腊，强调心与身、人体与自然的相互联系。西医非常重视保持健康，认为健康主要取决于生活方式、心理和情绪状态、环境、饮食、锻炼、心态平和以及意志力等因素。西医关注的是病人而不是疾病，强调的是病人和医生之间的主动合作；西医对疾病的治疗方法主要有西药治疗、手术治疗、激光治疗和化疗等。其药物是生物激素、化学药品为多，但是，副作用大。本章我们即以中西药物概述为题，来谈一谈诸如药物起源、中医与中药、西医与西药、中药配伍与禁忌等知识。

药物的来源与分类

药物是能够对生活机体某种生理功能或生物化学过程发生影响的化学物质，包括用于计划生育、杀灭病媒、消毒污物的化学物质。广义的药物还包括生物制品（如疫苗、类毒素和抗毒素）、化学合成品以及医药生物技术制品。药物可用以预防、治疗和诊断疾病。不过，药物或多或少都有一定的毒性，甚至有的药物就出自毒物，如箭毒、蛇毒都可制成药剂。因而药物与毒物之间并无明显界限。一般认为，毒物是指能损害人类健康的化学物质，包括环境中和工农业生产中的毒物、生物毒素以及中毒量的药物。另外，当食物的某种成分被用于防治其缺乏症时也成为药物，所以药物与食物也难以截然区分，这就是中医讲究食疗的原因。

总的来说，药物的分类方法有：一是根据药物来源分为天然药物、人工制造物。二是根据药物用途分为预防药物、治疗药物、诊断药物和计划生育药物。三是根据药物作用对象分为：以人体为作用对象的药物（如天然存在于人体的化学物质如激素和神经递质等，以及

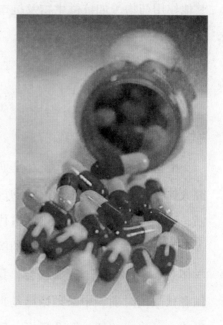

西　药

3

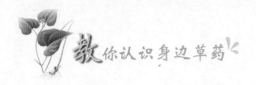

正常不存在于人体的化学物质如植物有效成分和人工合成的化学物质）、以微生物、寄生虫和肿瘤等为作用对象的药物。四是根据药物化学组成或结构分为无机化学药物（如硫酸镁）、有机化学药物（如乙醇、心得安、磺胺）、天然药物。五是根据药物作用于人体系统的部位可分为中枢神经系统药物、传入或传出神经末梢药物、内脏系统药物、影响血液和造血系统药物、影响生长代谢功能药物，以及其他作用药物（如抗微生物及抗寄生虫药、抗肿瘤药、解毒药等）。

六是根据药理作用划分，如传出神经系统药物即分为拟似药、拮抗药。

总之，从药物历史的角度来说，药物是人类在长期与疾病作斗争的过程中不断发现、积累而丰富起来的。其来源包括天然的（如矿物、动物、植物、微生物）和人工的两方面。19世纪以来，随着药物化学的进步，出现了各种人工合成天然药物、改造型天然药物及合成的新化学药品，如巴比妥类、氯丙嗪、磺胺类等。

充满智慧的中医

中医是中国传统医学，是研究人体生理、病理，以及疾病的诊断、防治的一门学科，是中国古代人民同疾病作斗争而逐步形成的医学体系。中医产生于原始社会，我国春秋战国时期，中医理论已基本形成，已采用"四诊"及砭石、针刺、汤药、艾灸、导引、布气、祝由等疗法。西汉时期，开始用阴阳五行解释人体生理。东汉出现了著名医学家张仲景，依据"八纲"（阴阳、表里、虚实、寒热）而总结出"八法"；华佗精通外科手术和麻醉，创立了健身体操"五禽戏";唐代孙思邈总结前人的经验,收集5000多个药方,采用辨证治疗,尊为"药王"。唐朝以后,中国医学传到高丽、日本、中亚、西亚等地。两宋时期,政府设立翰林医学院,出版《图经》。明清时期,出现了温病派时方派,逐步取代了经方派中医。中国明朝有李时珍的《本草纲目》,朝鲜有许浚的《东医宝鉴》等。清朝末年,中国受西方列强侵略,国运衰弱,西医大量涌入,严重冲击中医,中医学受到巨大挑战,陷入存与废的争论之中。文革期间,中医作为"古为今用"的医学实例得到政策上的扶持,但与国内的状况相比,中医在国外却越来越受到重视,而在国内则处于一些别有用心之徒的质疑与戕害。在国际上,中医针灸在医学界引起极大兴趣,针灸已被证实在减轻手术后疼痛、怀孕期反胃、化疗所产生的反胃和呕吐、牙齿疼痛方面很有效,且副作用非常低。自2003年"非典"以来,中医开始复苏。

总之,中医一般指汉族人民创造出的传统医学,也称汉医。我国其他传统医学还有藏医、蒙医、苗医等,称为民族医学。日本的汉方医学、韩国的韩医学、朝鲜的高丽医学、越南的东医学都是中医的发展。中医以整体观为主导思想,以脏腑经络的生理、病理为基础,以辨证论治为诊疗依据,以阴阳五行为理论基础,将人体看成是气、形、神的统一体,通过望、闻、问、切的四诊方法,探求病因、病性、病位、分析病机及人体内五脏六腑、经络关节、气血津液的变化,进而得出病因,归纳出诊断方法,以辨证论治原则,制定"汗、吐、下、和、温、清、补、消"等治法,使用中药、针灸、推拿、按摩、拔罐、气功、食疗等治疗手段,使人体达到阴阳调和而康复。

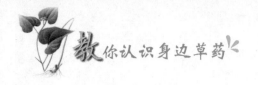

深奥的中医学理论

中医理论源于中国古代的阴阳五行思想，包括精气学说、阴阳五行学说、气血津液、藏象、经络、体质、病因、发病、病机、治则、养生等。两千多年前的《黄帝内经》问世，奠定了中医学的基础。中医体现了"天人合一""天人相应"的思想，认为人是自然界的一部分，由阴阳两类物质构成；在治疗疾病，纠正阴阳失衡时，强调"恒动观"；认为人的生命活动、疾病发生等都与自然界的各种变化相关，人们所处的自然环境不同及人对自然环境的适应程度不同，其体质特征和发病规律亦有所区别。因此在诊断、治疗同种疾病时，中医注重因时、因地、因人制宜；另外从整体的角度来对待疾病的治疗与预防，不是头痛医头，脚痛医脚。下面我们就来介绍中医的一些神秘学说。

◆ 精气学说

精气学说认为气是构成天地万物的原始物质，气的运动称为"气机"，有"升降出入"四种形式。人体的气分为元气、宗气、营气、卫气、脏腑之气、经络之气；气的运动失常有气滞、气郁、气逆、气陷、气脱、气闭等。

◆ 阴阳学说

阴阳学说认为阴阳是宇宙中相互关联的事物或现象的对立双方属性的概括。阴阳的交互作用包括阴阳交感、对立制约、消长平衡、相互转化。

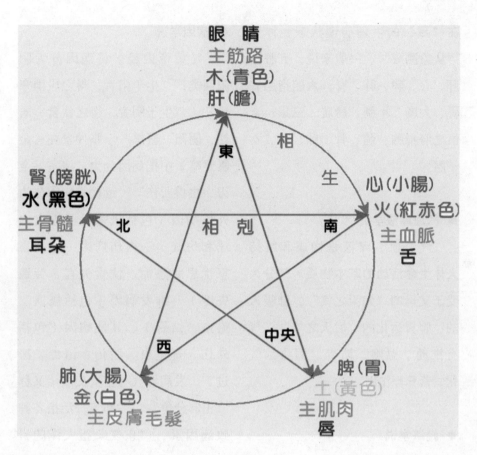

眼　睛
主筋路
木（青色）
肝（膽）

相
生

腎（膀胱）
水（黑色）
主骨髓
耳朵

心（小腸）
火（紅赤色）
主血脈
舌

東

北　　相　剋　　南

中央

西

肺（大腸）
金（白色）
主皮膚毛髮

脾（胃）
土（黃色）
主肌肉
唇

五行图

◆ 五行学说

　　五行即木、火、土、金、水。在中医中，木火土金水分别代表肝心脾肺肾所统领的五大系统。五行的交互包括相生、相克、制化、胜复、相侮、相乘、母子相及。

◆ 藏象学说

　　藏是指人体内的五脏六腑，通称脏腑。象指"形象"（即脏腑的解剖型态）、"征象"（即脏腑表现于外的生理病理）、"应像"（即脏腑相应于四时阴阳之象）。透过外在"象"的变化，以测知内

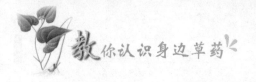

在"藏"的生理病理状态，称为
"从象测藏"。一般来说，五脏指
肝、心、脾、肺、肾；六腑指胆、
胃、大肠、小肠、膀胱、三焦；奇
恒之府指脑、髓、骨、脉、胆、女
子胞。

◆ **气血津液学说**

气、血、津液是构成和维持
人体生命活动的基本物质。气分为
受于父母的"先天之气"，肺吸入
的、脾胃运化的"后天之气"；气
有推动、温煦、防御、固摄、气
化、营养等作用。

◆ **经络学说**

经络是人体运行气血、联络
脏腑形体、沟通上下内外的通道，
包括十二经脉、十二经别、奇经八
脉、十五别络、浮络、孙络、十二
经筋、十二皮部等。

◆ **病因学说**

《黄帝内经》将病因分为阴
阳两类："生于阳者，得之风雨寒
暑"，"生于阴者，得之饮食、居
处、阴阳、喜怒"。张仲景在《金
匮要略》中把病因分为"房室、金
刃、虫兽所伤"。近代将病因分为
外感病因（包括风寒暑湿燥火六
淫和疠气）、内伤病因（包括喜
怒忧思悲恐惊、饮食失宜、劳逸
失度）、继发病因（包括痰饮、
瘀血、结石）、其他病因（包括
外伤、寄生虫、胎传、诸毒、医
过）、发病邪气与正气交战（又称
"正邪分争"）。"邪气"泛指各种
致病因素，"正气"指人体的自
我修复调节能力、抗病能力等，
"正气不足"是发病的内在依
据），以及体质、情志、地域、
气候等病变。

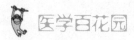

中医的常见分科

中医内科。主要治疗外感病、内伤病两类。外感病是由外感风、寒、暑、湿、燥、火六淫及疫疠之气所致疾病。内伤病主要指脏腑经络病、气血津液病等杂病。

中医外科。主要治疗包括疮疡、瘿、瘤、肛肠疾病、男性前阴病、皮肤病、性传播疾病、外伤性疾病与周围血管病等。

中医儿科。主要治疗小儿疾病。小儿抗御外邪的能力差，一旦发病，症候的传变迅速，与成人有着很大差异。而且，患儿对疾病的痛苦往往不能正确表达，加上小儿脏腑娇嫩，对药物的反应和耐受力均与成人不同，因而开设小儿专科很必要。

中医妇科。主要治疗妇女月经病、带下病、妊娠病、产后病、乳房疾病、前阴疾病、妇科杂病，具体的如功能失调性子宫出血、子宫内膜异位症、多囊卵巢综合征、绝经后骨质疏松症等。

中医针灸科。针灸是针刺法、灸法的合称。针法是把毫针按一定穴位刺入患者体内，用捻、提等手法，通过对经络腧穴的刺激来治疗疾病。灸法是把燃烧着的艾绒按一定穴位熏灼体表的经络腧穴，利用热的刺激来治疗疾病。

另外还有中医五官科（主要治疗耳、鼻、咽喉、口腔疾病、眼睛疾病）、中医骨伤科学（是一门防治骨关节及其周围筋肉损伤与疾病的学科，又称接骨、正体、正骨、伤科、疡医等。中医骨伤科学是中医学重要部分）。

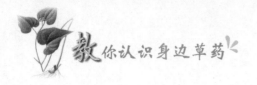

中医的望闻问切

中医学中的病机是疾病发生、发展与传变的机理，又称"病理"，包括邪正盛衰、阴阳失调、气血失常、津液代谢失常。另外引起疾病的原由还有内生五邪（如风气内动、寒从中生、湿浊内生、津伤化燥、火热内生）、病位传变（如表里出入、六经传变、三焦传变、卫气营血传变、脏腑传变）、病性转化（如寒热转化、虚实转化）。接下来我们来说一说中医的望、闻、问、切四诊。

◆ 望 诊

观察病人形体、面色、舌体、舌苔，根据形色变化确定病位、病性，称为望诊。中医古籍《素问·脉要精微论》曾认为，脑为元神之府，肾精生化之髓充实其中，才能神光焕发，思维敏捷。苦头往前倾，目睛内陷，是髓海不足，元神将惫现象。背为胸廓，心肺居于胸中，背曲肩随，是心肺已虚象征。腰为肾脏所在部位，不能转摇，是肾脏功能衰惫的表现。

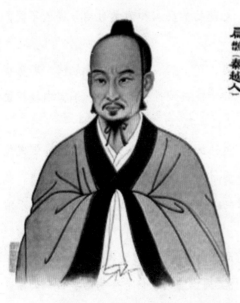

扁鹊——中医望闻问切的奠基人

◆ 闻　诊

闻诊包括听声音、嗅气味两方面。声音从高低、缓急、强弱、清浊的辨病方法有：声音高亢，是正气未虚，属于热证、实证；语声重浊，是外感风寒，肺气不宣，肺津不布，气郁津凝，声带变厚。嗅气味可分为病人身体的气味和病室内的气味，比如病人说话有口臭，多属消化不良、内有溃疡；病室内有尸臭气味，多属腑脏败坏；有烂苹果味，属糖尿病。

◆ 问　诊

问诊是指询问病人及其家属，以了解现有证象及其病史的方法。医学古籍《景岳全书》将问诊分为十问，即"一问寒热二问汗，三问疼痛四问便，五问呕眩六问悸，七苦八渴俱当辨，九问旧病十问

团"；另外还有"妇人尤必问经期，先后闭崩宜问遍，再添片语告儿科，外感食积为常见"。

◆ 切　诊

切诊，又称诊脉，是用手指按其腕后挠动脉搏动处，借以体察脉象变化，辨别脏腑功能盛衰，气血津精虚滞的方法。正常脉象是寸、关、尺三部都有脉在搏动，不浮不沉，不迟不数，从容和缓，柔和有力，节律一致，谓之平脉。切脉辨证在《内经》、《难经》中就有记载，有三千年的历史。一般来说，不同脉象的形成，与心脏、脉络、气血津液有着密不可分的关系。脉象的不同变化反映了心力强弱、脉络弛张、气血津液虚滞三方面的变化。其中，心脏搏动的强弱，脉络的弛张，是引起脉象变化的根源。

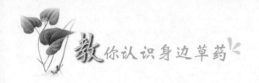

服用中药时的禁忌

服用中药的禁忌分为四种：一是中药配伍禁忌，即某些药物因配方后可产生相反、相恶关系，使彼此药效降低或引起毒副反应，因此禁忌同用。二是孕妇用药禁忌，即主要为避免动胎、堕胎，相关药物须忌用。三是服药期间饮食禁忌，即俗称忌口，主要为避免服药时的干扰因素，以便提高药效，分为某一种药物对应的忌口与不同病情条件下用药时的忌口两类，前者如人参忌萝卜、鳖甲忌苋菜、甘草忌鲢鱼、茯苓忌醋；后者如慢性病服药须忌生冷，热性病治疗期间忌辛辣、油腻，皮肤病忌鱼虾、鹅肉。四是中药汤剂禁忌过夜服用，因为中药里含有淀粉、糖类、蛋白质、维生素、挥发油、氨基酸和各种酶、微量元素等多种成分，一般服法是趁温热时先服一半，4～6小时后再服一半。如果过夜服用或存放过久，不但药效降低，而且会因空气、温度、时间和细菌污染等因素的影响，使药液中的酶分解减效，细菌繁殖滋生，服用后对人体健康不利。

忌口是中医治病的特点，是有一定道理的，因为平时食用的鱼、肉、鸡、蛋、蔬菜、瓜果、酱、醋、茶、酒等普通食物，它们本身对疾病的发生、发展和药物的治疗作用，均产生一定影响。所以服中药时有些食物应忌服。比如服用清内热的中药时，不宜食用葱、蒜、胡椒、羊肉、狗肉等热性食物；服温中类药治疗"寒证"时，应禁食生冷食物；伤风感冒、小儿出疹未透，不宜食用生冷、酸涩、油腻的食物；治疗因气滞引起的胸闷、腹胀时，不宜食用豆类和白薯；水肿病人少食盐；哮喘、过敏性皮炎病人，少吃鸡、羊、猪头肉、鱼、虾、蟹等。另外古代文献中还有诸如甘草、黄连、桔梗、乌梅忌猪肉；薄荷忌鳖肉；茯苓忌醋；鳖鱼忌苋菜；鸡肉忌黄鳝；蜂蜜反生葱；天门冬忌鲤鱼；荆芥忌鱼、蟹、河豚、驴肉；白术忌大蒜、桃、李等记载。总之，在服药期间，凡属生冷、油腻、腥臭等不易消化或有特殊刺激性的食物，都应忌口。另外须在医师指导下，适当食用增加营养的食物，以免营养缺乏。

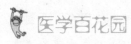
医学百花园

古代著名药学古籍

中国医药学已有数千年的历史，是我国人民长期同疾病作斗争的经验总结，对于中华民族的繁荣昌盛有着巨大的贡献。另外，为了保证药

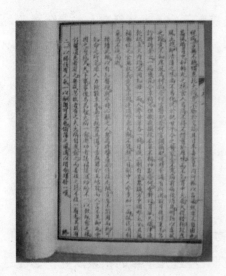
《伤寒论》

物的疗效，我国劳动人民在长期的实践中，对于药物的栽培、采收、加工、炮制、贮藏保管等方面，都积累了丰富的经验。国外药物知识，以埃及和印度最早。公元前1500年左右，埃及的《纸草本》及印度的《寿命吠陀经》中均已有药物的记载。希腊、古罗马、阿拉伯在医药的发展中也有悠久的历史。由于药物中草类占大多数，所以记载药物的书籍便称为"本草"。此外，我国古代人民关于药

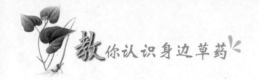

物的知识还收栽在许多医学和方剂学的著作中。如东汉张仲景的《伤寒论》《金匮要略》，东晋葛洪的《肘后备急方》，唐代孙思邈的《千金备急方》《千金翼方》，宋代陈师文的《太平惠民和济局方》，明代朱橚的《普济方》。

最早本草著作称为《神农本草经》，收载药物包括动物、植物、矿物三类，有丸、散、膏、酒等剂型。南北朝梁代陶弘景将《神农本草经》整理补充，著成《本草经集注》，又称《名医别录》。到了唐代，外国药物陆续输入，政府指派李绩、苏敬等人重修本草经，称为《新修本草》《唐新本草》，是我国也是世界上最早的一部药典，并附有药物图谱，开创了我国本草著作图文对照的先例。后来宋代药物学古籍有《开宝本草》《嘉祐补注本草》《经史证类备急本草》《图经本草》。明代药物学古籍有《本草纲目》，载药1892种，附方11000多个，是我国本草史上最伟大的著作。清代药物学古籍有《本草纲目拾遗》，增药716种。

其他药物古籍还有南北朝刘宋雷敩的《炮炙论》，唐代李珣的《海药本草》、孟铣的《食疗本草》，宋代寇宗黄的《本草衍义》，明代兰茂的《滇南本草》、朱橚的《救荒本草》，清代吴其浚的《植物名实图考》《植物名实图专长编》。

中药内的君臣佐使

中药主要由植物药（根、茎、叶、果）、动物药（内脏、皮、骨、器官等）和矿物药组成。因植物药占多数，所以中药也称中草药。经过几千年的积累研究，形成了中华本草学。中药的理论比较独特，比如中药有四气五味。四气又称四性，是指药性的寒、热、温、凉；五味指药物的辛、酸、甘、苦、咸。中草药的气、味不同，疗效也各异。中草药的应用形式有汤剂、粉剂、丸剂、膏剂、酒剂、片剂、冲剂、注射剂等。中草药中的植物药以人参、灵芝、何首乌、枸杞最著名，动物药以牛黄、熊胆、蛇毒、鹿茸等最珍贵，矿物药以朱砂、芒硝最常用。

君臣本是一个政治术语，有着严格的等级之分。但是，古代药学家将它引入药物配伍组方中，成为方剂组成的基本原则。在西汉《素问·至真要大论》中即有："主病之谓君，佐君之谓臣，应臣之谓使"。明代何伯斋进一步阐释说："大抵药之治病，各有所主，主治者，君也；辅治者，臣也；与君药相反而相助者，佐也；引经使治病之药至病所者，使也"。具体地说，所谓中药内的君臣佐使是指：君药是针对主病或主证，起主要作用的药物；臣药是辅助君药加强治

疗主病或主证作用的药物，或者是对兼病或兼证起主要治疗作用的药物；佐药是辅助君臣药起治疗作用，或治疗次要症状，或消除君、臣药的毒性或用于反佐药，使药是起调和作用的药物，比如以"麻黄汤"为例，君药是麻黄，臣药是桂枝，佐药是杏仁，使药是炙甘草。也就是说，麻黄、桂枝、杏仁、炙甘草的药性相互制约又相互补充，协调成强大的药力，成为千古名方。总之，中药方剂的组成不是几种药物的简单组合，而是有着内在的哲理。

另外，称为"中药"的，是不可以笼统而言的。"中药"首先是指经过炮制的各类饮片。炮制的作用，除了清除杂质外，更重要的是消除或减低药物的毒性和副作用，加强疗效，如生地黄清热凉血，经用酒蒸晒成熟地黄后，就具有温性而滋肾补血的功效。炮制分为水制、火制、水火合制。水制有洗、漂、泡、渍、水飞；火制有煅、炮、煨、炒、烘、焙、炙；水火合

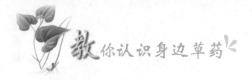

制有蒸、煮、淬。其次，中药是指按照四气五味、君臣佐使等特性与法则配比而成的方剂药物，因此

"中药"与"天然药物"不可混为一谈。

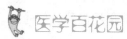 医学百花园

伤肝的中草药

常见可引起药物性肝病的中药种类有：一是指一般性肝损害的中药物，如长期或超量服用姜半夏、蒲黄、桑寄生、山慈姑等，可出现肝区不适、疼痛、肝功能异常。二是致中毒性肝损害，如超量服用川楝子、黄药子、蓖麻子、雷公藤煎剂，可致中毒性肝炎。三是致肝病性黄疸，如长期

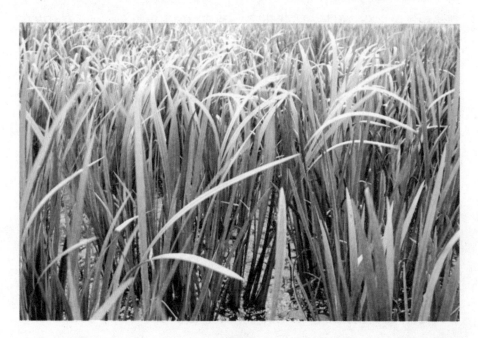

石菖蒲

服用大黄或静脉滴注四季青注射液，会干扰胆红素代谢途径，导致黄疸。四是诱发肝脏肿瘤，如土荆芥、石菖蒲、八角茴香、花椒、蜂头茶、千里光等中草药里含黄樟醚；青木香、木通、硝石、朱砂等含有硝基化合物，均可诱发肝癌。

可引起肝损害的中成药有壮骨关节丸、疳积散、克银丸、消银片（丸）、增生平、润肤丸、昆明山海棠、银屑散、六神丸、疏风定痛丸、湿毒清、消癣宁、防风通圣丸、血毒丸、除湿丸、龙蛇追风胶囊、壮骨伸筋胶囊、养血伸筋胶囊、九分散、追风透骨丸、骨仙片、甲亢宁胶囊、妇康片、化瘀丸、养血生发胶囊、首乌片、双黄连口服液、银翘片、复方甘露饮、牛黄解毒片、葛根汤、麻杏石甘汤等。

西医的起源与简史

一般所说的西医，实际上是指近代和现代医学。在旧中国被称为新医，与旧医（中医）相对。西方医学起源于古希腊，强调心与身、人体与自然的相互联系；重视保持健康，认为健康主要取决于生活方式、心理和情绪状态、环境、饮食、锻炼、心态平和以及意志力等因素；重视研究每个病人个体健康的特殊性和独特性，强调病人和医牛之间的合作。古希腊医学认为疾病是由机体内部的紊乱引起的，而不是由病原体微生物入侵引起的；认为机体的各个部分是相互联系的，身体中充满了各种液体，这些液体的平衡是机体赖以生存的基本条件，它们的平衡与否会反映在气色、气质和性情上。到十七世纪，"体液"学说遭到猛烈抨击，从此，西医走上了和自己的源头——

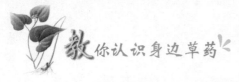

古希腊医学截然不同的道路，崇尚科学实验。科学的进步使近代西方人认识到，大自然有着自己的运动规律，任何疾病都是由于机体内受到某种伤害而引起的，而药物和外科手术可以治愈或者缓解疾病。20世纪后期，西方医学形成了"社会—心理—生物"的综合模式；21世纪则随着系统生物学、系统生物技术的发展，开始走向后基因组时代的系统医学与个性化医疗卫生时代。

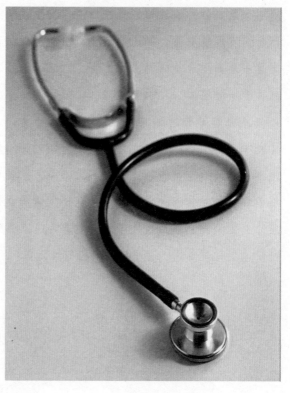

听诊器

文艺复兴以后，西方医学转向实验医学。1543年，维萨里发表《人体构造论》，建立了人体解剖学，标志着医学新征途的开始。17世纪实验、量度技术、显微镜的应用，使生命科学步入科学轨道，标志是哈维发现血液循环。18世纪莫干尼把对疾病的认识由症状推到器官，建立病理解剖学，为研究疾病的生物学原因开辟了道路。

此外，牛痘接种的发明，促进了公共卫生和社会医学的发展。19世纪中叶，德国病理学家威尔肖倡导细胞病理学，将疾病的原因解释为细胞形式和构造的改变，这发展了形态病理学。19世纪下半叶，巴斯德证明发酵及传染病都是微生物引起的；德国人科赫发现霍乱弧菌、结核杆菌及炭疽杆菌等，并改进了培养细菌方法和细菌染色法。巴斯德还用减弱微生物毒力的方法首先进行疫苗研究，从而创立经典免疫学。不久，俄国人梅契尼科夫系统阐述了吞筮现象及某些传染病的免疫现象。19世纪，叩诊法、血压测量、体温测量、体腔镜检查等在临床上推广应用；雷奈克发明听诊器。19世纪中叶以后，解剖学的发展和麻醉法、防腐法、无菌法的应用，对外科学起了决定性的作用。19世纪末期，体腔外科发达。药物学方面，19世纪初期，一些植物药的有效成分先后被提取出来，19世纪末合成阿斯匹林。19世纪，预防医学和保障健康的医学对策已逐渐成为立法和行政的问题；劳动卫生学、营养和食品卫生学、学校卫生学相继产生。19世纪末叶和20世纪初，卫生学中又划分出社会卫生学。英国南丁格尔于1860年创立护士学校，传播护理学思想，使护理学成为一门科学。

西医在华传播简况是：明末清初，来华的传教士带来了西方近代科学和医药学。19世纪初，牛痘接种法以及西医外科、眼科治疗技术等近代西医学成就相继传入中国，为西医在中国的发展奠定了基础。鸦片战争后，教会医院由沿海进入整个内地，成为和教堂一样引人注目的教会标志。广州是西方医学最早输入和最先繁荣的城市。1835年广州有了第一所眼科医院，1838年"中国医学传教协会"在广州组成。教会医院的宗旨是为了传教，同时给口岸上的外国商人、侨民和驻军服务。在上海从事医药事业的主要是英美的基督教差会和法国天主教会。1842年后香港变成英国殖民地，香港有大量英国驻军和外国商人，港岛因此变得拥挤，加之气候炎热和潮湿，经常流行疟疾、痢疾和黄疸病。1843年香港成立公共卫生和清洁委员会，1845年香港成立"中国内外科学会"，由英国海军医生塔克任会长，他们和内地教会医生有密切关系。金韵梅是中国第一个在国外留学医科的女医生。

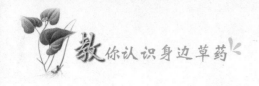

西医诊疗方法与脉舌诊

西医的诊断方法有：问诊（即用交谈的方式，通过病人或知情人的叙述，了解病人的情况，作出初步诊断）、体格检查（即医生利用自己的感觉器官通过视诊、触诊、叩诊、听诊、嗅诊等方法或借助听诊器、叩诊锤、血压计、体温表等对病人进行全面检查来诊断疾病）、实验室检查（即对患者的血液、体液、分泌物、排泄物、细胞取样和组织标本等进行检查来诊断疾病）、心电图检查（即通过心电图仪的记录来检查心脏疾病）、医学影像学检查（即利用X线对各组织器官的穿透能力，从而了解疾病等情况的诊断方法，如计算机体层摄影技术（CT）和磁共振（MRI）检查）。西医的治疗方法主要有西药治疗、手术治疗、激光治疗和化疗等。

西医的脉诊通常选择两侧桡动脉，有时也检查颞动脉、颈动脉、肱动脉、股动脉或足背动脉。常见的异常脉搏有：水冲脉（又称陷落脉，检查时紧握病人的手腕掌面并将其手臂逐渐伸直抬高过头，感到脉搏骤起骤落，急促而有力，犹如潮水涨落。常见于主动脉瓣关闭不全、动脉导管未闭、严重贫血、甲状腺功能亢进等）、交替脉（指脉搏节律正常而现强弱交替变化的现象，是心肌损害的表现，常见于高血压、心脏病、急性心肌梗死和主动脉瓣关闭不全等）、奇脉（又称吸停脉，是指平静吸气时脉搏明显减弱甚至消失的现象，常见于心包积液、缩窄性心肌炎）、无脉（即脉搏消失，常见于严重休克、多发性大动脉炎）、脉短绌（即脉率少于心律，常见于心脏期前收缩、心房颤动）。

西医的舌诊主要通过观察病人舌的表现来诊断一些疾病。正常人的舌质呈粉红色，大小厚薄适中，舌体柔软，活动自如，舌面湿润并覆盖一层薄白苔。若病人伸出舌头时，不自主地偏斜，常见于舌下神经麻痹；若舌体震颤，常见于甲状腺功能亢进症；若舌面干燥严重者，见于严重脱水；舌体增大，见于舌炎、血管神经性水肿；长期增大，见于黏液性水肿、先天愚型和舌肿瘤；舌质淡红，见于贫血、营养不良；舌质深红，见于急性感染性疾病；舌质紫红，见于心、肺功能不全。

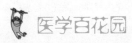 医学百花园

常见的舌体舌苔异常

草莓舌。即舌乳头肿胀，舌尖出现一些红点，且向舌两边扩散，鲜红如同草莓，主要见于猩红热、链球菌感染、葡萄球菌败血症等，也可由维生素、锌缺乏引起。

牛肉舌。牛肉舌即舌头肿胀、疼痛，舌面绛红如生牛肉，对热、咸、酸的食物特别敏感，常出现舌部溃疡、牙周炎、唇炎，是烟酸缺乏的症状，也见于恶性贫血。

镜面舌。镜面舌又称光滑舌，即舌体小，舌乳头萎缩，舌面光滑无苔，呈粉红色或红色。常见于缺铁性贫血、恶性贫血、慢性萎缩性胃炎。

地图舌。地图舌又称为游走性舌炎、剥脱性舌炎，即为丝状乳头剥脱形成的不规则的红色光滑稍凹陷区，周边为增厚的白色或黄色边缘，形似地图，少数有轻度烧灼、痒感。常见于消化不良、肠道寄生虫、维生素B

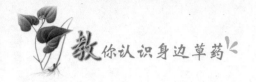

族缺乏、贫血、胃肠功能紊乱、精神情绪不稳定、过度劳累、病灶感染。

黑毛舌。黑毛舌又称黑舌，即指舌质发黑，上面覆有黑色或黑褐色的毛。见于久病体弱、长期使用广谱抗生素的病人，也见于吸烟、酗酒、不注意口腔卫生者。

裂纹舌。裂纹舌又名沟纹舌，即舌面出现纵向裂纹。见于维生素B族缺乏的病人。

另外，舌苔也有一定诊断意义，如厚白苔（常见于感冒、急性炎症或感染性疾病的初期）、舌苔黄色（常见于流脑、乙脑、伤寒、白喉、肺炎、腹膜炎、高热、脱水、黄疸、大量吸烟）、舌苔发黑（常见于高热、严重脱水）。

中西药的配伍禁忌

用中西医结合的方法治疗疾病是我国医学界特有的方法。正确的中西医结合能起到事半功倍的效果，但结合不当会造成各种不良后果。即使在日常的家庭药物治疗时，也必须注意中药与西药之间是有差别及禁忌的，特别是要注意中西药间相冲的药物。一般来说，中西药的配伍禁忌有：

一是含金属离子的中药与某些抗生素间的配伍禁忌。如石膏、珍珠母、磁石、龙骨、牡蛎、石决明、海螵蛸、瓦楞子等；含铁的自然铜；含铝的明矾；含铁、镁、铝的磁石、代赭石；含铝、铁、钙、镁的赤石脂、钟乳石等及含此类中药制成的中成药如牛黄解毒丸（片）、牛黄上清丸、明目上清丸、朱砂安神丸、当归浸膏片、复方五味子片等，不能与卡那霉素、新霉素、四环素族抗生素（四环素、氯霉素、强力霉素）、异烟肼等合用。

二是含钙的中药与氨基糖苷类抗生素间的配伍禁忌。如庆大霉素、妥布霉素、奈替米星等氨基糖苷类抗生素能与钙离子结合，若与含钙中药如龙骨、牡蛎、海螵蛸、鹿角、枸杞等联用，会增加氨基糖苷类药的神经毒性。

三是茵陈与氯霉素间的配伍禁忌。如茵陈是胆囊炎、胆管炎、胆石症及肝病患者的常用中药，与氯霉素有拮抗作用，可降低甚至抵消氯霉素的疗效。

四是含有机酸的中药与碳酸氢钠间的配伍禁忌。如乌梅、五味子、金樱子、山茱萸、山楂、女贞子、六味地黄丸、乌梅丸、保和丸等，以及由它们构成的中成药，不能与碱性西药（如碳酸氢钠、氢氧化铝、碳酸钙、氨茶碱）、红霉素、利福平、阿司匹林、磺胺类药、小苏打同服。否则会增加肾毒性。

五是含鞣质的中药与酶类间的配伍禁忌。如胃蛋白酶、胰酶、淀粉酶类西药可促进消化液的分泌，加强胃肠道活动，增进食欲。而地榆、石榴皮、无味子、拳参、五倍子、侧柏叶、老鹳草及其制剂，不宜与胰酶、胃蛋白酶、淀粉酶等酶制剂合用。在服用维生素B_1时，也不宜服用含有鞣质的中药。

六是含砷的中药与酶类西药间的配伍禁忌。如硫磺、雄黄及其制剂中的砷，可以与酶的氨基酸分子的酸性基团形成不溶性沉淀，从而抑制酶的活性，使疗效降低。

七是大黄及煅炭类中药与酶类西药间的配伍禁忌。如大黄、荷叶坦、地榆炭、煅瓦楞子等能吸附酶类药物分子，削弱它促进消化的作用。

八是甘草、鹿茸与降血糖西药间的配伍禁忌。如何首乌、甘草、鹿茸有类似糖皮质激素的作用，可以增加肝糖元升高血糖，从而与甲苯磺丁脲、苯乙双胍（降糖灵）等降血糖药物的药理作用相拮抗，会降低这些降血糖药物的疗效。

九是中药酊剂和药酒间的配伍

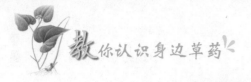
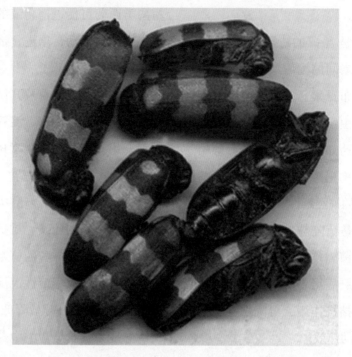

斑　蝥

禁忌。如国公酒、风湿骨痛酒、豹骨木瓜酒等，不宜与胰岛素、苯巴比妥、苯妥英钠、安乃近、甲苯磺丁脲、华法令等合用，严重者可致死。

十是含朱砂的中成药，如朱砂安神丸、紫血丹、七里散、人丹、苏合香丸等，不宜与溴化钾、溴化钠、碘化钾（钠）等西药同服。

十一是川乌、草乌、附子及中成药小活络丹、三七片、元胡止痛片、黄连素片等与链霉素、庆大霉素及卡那霉素等药物，不能合用，会产生耳聋。

十二是斑蝥、朱砂等中药与抗菌药、解热止痛药合用，可引起消化道损害甚至胃肠道出血及穿孔；虎杖、密陀僧与抗菌药物头孢菌素、异烟肼、利福平合用，苍耳子、雷公藤与抗癫痫药、苯妥英钠、卡马西平合用，会损害肝脏。

第二章

多样的根茎类中草药

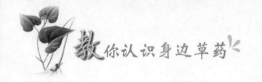

在中药里有许多药物属于植物，而植物中以根茎的药用最多。根茎是变态茎的一种。某些植物的枝干并不在地面以上生长，而是在土壤中生长。根的作用是吸收土壤中的营养，而根茎不是，它只是扩展植物的体积。从植物学角度来说，根茎是地下茎的总称，包括根状茎、块茎、球茎及鳞茎等。根茎类中药系指地下茎或带有少许根部的地下茎药材，鳞茎则带有肉质鳞叶，形状有圆柱形、纺锤形、扁球形或不规则团块状等。蕨类植物的根茎常有鳞片或密生棕黄色鳞毛。一般来说，双子叶植物根茎维管束环状排列，中央有明显的髓部；单子叶植物根茎通常可见内皮层环纹，皮层及中柱均有维管束散布，髓部不明显。常用的根茎类中药主要有人参、大蒜、干姜、山姜、山药、元参、丹参、玉竹、生姜、瓜蒌、玄参、麦芽、芦根、沙参、苦参、柿蒂、钩藤、炮姜、首乌、莲房、莲须、桂枝、桔梗、党参、黄藤、葛根、薤白、藕节、丁公藤、山豆根、玉米须、白茅根、四方藤、丝瓜络、肉苁蓉、皂角刺、忍冬藤、鸡血藤、板蓝根、松节油、孩儿参、络石藤、宽筋藤、高良姜、淮山药、海风藤、糯稻根、肉豆蔻、金沙藤、丢了棒、儿茶、升麻、乌韭、小茴、天竺黄、毛冬青、石菖蒲、三七、三棱、大黄、山奈、川乌、川芎、元胡、木通、木贼、乌药、狼毒、黄芪、黄精、常山、麻黄、商陆、续断、紫菀、贯众、锁阳、漏芦、薯莨、紫苏、九里明、了哥王、千斤拔、千年健、牛大力、巴戟天、西河柳、延胡索、麦门冬、刺五加、骨碎补。下面我们就来介绍其中一些。

羌活的简历与功效

羌活，别名蚕羌、竹节羌、大头羌、狗引子花、曲药，为伞形科植物羌活（背翅芹）或宽叶羌活的干燥根茎及根；春、秋季采挖，除去须根及泥沙，晒干。羌活为多年生草本植物，茎直立，茎、叶皆有毛。根有镇痛发汗、利尿之效。古代以羌族地区出产最佳，故名羌活、独活，又名独摇草。羌活按形态分为"蚕羌"、"竹节羌"、"大头羌"、"条羌"。

羌活有散寒，祛风，除湿，止痛的功效，用于风寒感冒头痛、风湿痹痛、肩背酸痛。其中用于风寒感冒，头痛身疼，常与防风、细辛、苍术、川芎等药同用，如九味羌活汤；若寒湿偏重，头痛身重，可配伍独活、稿本、川芎等。用于风寒湿痹，肩臂疼痛，多与防风、姜黄、当归等同用。羌活气味浓烈，用量过多，易致呕吐，脾胃虚弱者不宜服用。血虚痹痛，阴虚头痛者慎用。

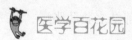 医学百花园

常用中药的鉴定方法

三七：主根灰褐疙瘩形，支根茎基也入药，断面木部花纹显，饮片灰白蜡光泽，理气止血散淤痛。

防己：屈曲不直有结节，断面灰白车轮纹，质坚而重不易折，饮片白

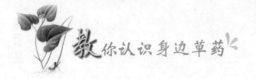

色粉性大，祛风利水除湿热。

　　白芍：圆柱条匀两头齐，纹理放射质坚实，补血散，柔肝止痛，头痛眩晕止盗汗。

　　大黄：圆柱片块见锦纹，气味特异有粘性，宣泻实热独有功。

　　银柴胡：珍珠盘头根头部，砂眼断处粉尘出，断面花纹特明显，清热凉血疗骨蒸，阴虚发热清虚火。

　　白芷：表面灰黄疙瘩丁，断面类白有粉性，气香浓烈辛微苦，形体类方杭白芷，散风祛湿排脓痛。

　　甘草：根茎灰棕或棕色，胀果甘草根木质，光果甘草皮孔细，补脾益气又清热，调和诸药起功效。

　　柴胡：根头膨大北柴胡，质韧难断气味香，根部较细南柴胡，质软易断败油气，升阳解表治感冒。

　　白薇：根茎粗短簇生根，断面黄白木部黄，毛大丁草习用品，茎粗灰棕长绵毛，清热凉血能利尿。

香附的简历与功效

　　香附为莎草科植物莎草的干燥根茎，主产于广东、河南、四川、浙江、山东等地。秋季采挖，燎去毛须，置沸水中略煮或蒸透后晒干，或燎后直接晒干，生用，或醋炙用，用时碾碎。香附微苦、微甘，疏肝解郁，调经止痛，理气调中；主治肝气郁结之胁肋胀痛、乳房胀痛、月经不调、癥瘕疼痛等症，为妇科调经要药。另外，以香笑散（香附、失笑散、乌药、延胡索、细辛等各等分研末）调膏制成贴剂，分别贴神阙和关元穴，治疗痛经有良好效果；以疏肝助孕汤

（柴胡、制香附、郁金、制元胡、王不留行等）可治疗肝郁不孕症；以柴郁汤（柴胡、郁金、香附、穿山甲、浙贝等）可治疗乳腺增生；以香附、菊花各15克、夏枯草30克、甘草6克，水煎服，可治疗不明原因的眼高压症。

　　具体来说，香附用于肝气郁结之胁肋胀痛，与柴胡、川芎、枳壳同用；用于寒凝气滞、肝气犯胃之胃脘疼痛，配高良姜用；用于寒疝腹痛，与小茴香、乌药、吴茱萸同用；用于气、血、痰、火、湿、食六郁所致胸膈痞满、脘腹胀痛、呕吐吞酸、饮食不化，配川芎、苍术、栀子同用。香附用于月经不调、痛经，可单用，或与柴胡、川芎、当归同用；用于乳房胀痛，与柴胡、青皮、瓜蒌皮同用。香附用于脘腹胀痛、胸膈噎塞、噫气吞酸、纳呆，配砂仁、甘草同用，或再加乌药、苏叶同用。

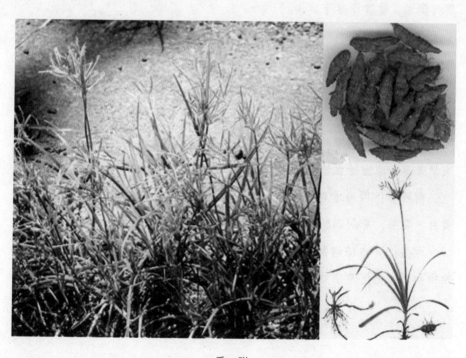

香　附

29

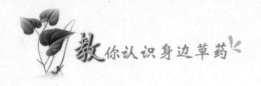
医学百花园

常用中药的鉴定方法

黄芪：灰淡棕色质较韧，豆腥气味略微甘，断面菊花纹理状，补气固表排毒疮，心悸气短气血虚。

川牛膝：根头膨大纵皱纹，黄棕灰褐质坚韧，切面三八同心环，活血祛风把湿利，利尿通淋关节痛。

白术：拳状灰棕质坚硬，生晒白术显油性，断面花纹多油点，淡黄角质为烘术，健脾燥湿除痰饮。

白前：柳叶白前断中空，簇生细根织成团，根粗芫花叶白前，枝少稍弯不成团，化痰止咳气逆喘。

半夏：光泽透明姜半夏，淡黄质松法半夏，上圆下尖水半夏，生品有毒可外用，化痰止呕治痈肿。

紫草：新疆紫草鳞层层，剥落碎片条长细，顶端残茎蒙紫草，墨汁臭味微苦涩，凉血活血治便秘。

南沙参：顶端单双根茎显，断续环纹及纵沟，体轻质泡味微甘，饮片黄白多裂隙，养阴润肺虚热清。

天冬：黄白纺锤两顶尖，对光可见细中柱，断面角质半透明，质柔黏性甜微苦，化痰清热可滋阴。

桔梗的简历与功效

桔梗为桔梗科植物桔梗的根，以东北、华北地区产量较大，华东地区质量较优。秋季采挖，除去须根，刮去外皮，放清水中浸2～3小时，切片，晒干生用或炒用。桔梗有镇咳作用，有增强抗炎和免疫作用，其抗炎强度与阿斯匹林相似，能增强巨噬细胞的吞噬功能，增强中性白细胞的杀菌力，提高溶菌酶活性；对应激性溃疡有预防作用。桔梗除用于呼吸系统疾病外，苍术桔梗汤（苍、白术、桔梗）可治疗

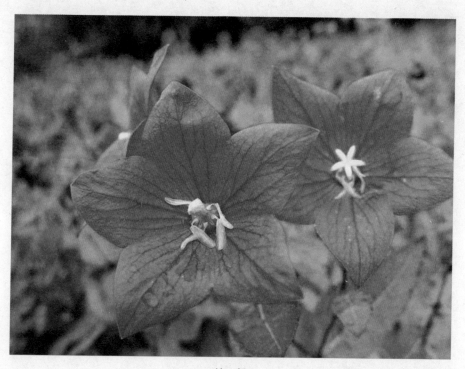

桔　梗

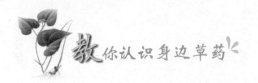
小儿病毒性与消化不良性肠炎；大黄桔梗，开水泡服，可治抗精神病药物所致的排尿困难；桔梗、当归、川芎饮片煎煮，制成乳剂擦面部皮疹处，可治疗黄褐斑。

具体地说，桔梗用于风寒咳嗽痰多，胸闷不畅，配紫苏、杏仁；风热咳嗽，配桑叶、菊花、杏仁；治痰滞胸痞，配枳壳。桔梗用于外邪犯肺，咽痛失音者，配甘草、牛蒡子；桔梗用于咽喉肿痛，热毒盛者，配射干、马勃、板蓝根。桔梗用于肺痈咳嗽胸痛、咯痰腥臭，配甘草；临床上可再配鱼腥草、冬瓜仁，以加强清肺排脓之效。但凡气机上逆、呕吐、呛咳、眩晕、阴虚火旺咳血等不宜用，胃、十二指肠溃疡慎服，用量过大易致恶心呕吐。需要注意的是，桔梗只宜口服，不能注射。

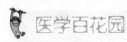
医学百花园

常用中药的鉴定方法

北沙参：干燥根茎北沙参，黄白颜色细长条，细直纹理显粗糙，皮木易分气特异，清肺泻火养阴好。

川贝母：松贝个小怀抱月，青贝观音合掌状，炉贝马芽顶开裂，质硬而脆富粉性,润肺化痰能止咳。

浙贝：除去新芽为大贝，大贝鳞片如小船，不去新芽是珠贝，珠贝完整呈圆状，清热散结化痰先。

川木香：表面黄褐细纵皱，丝瓜络样细筋脉，断面中心腐朽状，香气浓郁油腺密，行气止痛疗泻痢。

平贝母：外层二磷叶肥厚，外层二磷叶肥厚，大小相近互抱合，断面白色具粉性，质硬而脆气微苦，清热润肺化痰咳。

青木香：干燥根茎青木香，木皮之间环纹状，质脆易折黄褐色，芳香浓郁味苦辛，行气止痛消肿灵。

天麻：椭圆略扁稍弯曲，点状环纹十余圈，头上枯芽鹦鹉嘴，断面黄白角质样，镇惊祛风治头眩。

元胡：长像类似扁球形，断面黄棕或金黄，蜡样光泽角质样，炮制多呈黑褐色，止痛调经把病治。

马尾连的简历与功效

马尾连，别名马尾黄连、金丝黄连、草黄连，为毛茛科植物多叶唐松草、贝加尔唐松草等的根茎及根。9～11月至次年1～2月采挖，挖出后抖去泥沙，剪除茎苗，晒干。其主产于四川、青海、河北等地。马尾连气微，味微苦，以根条均匀、色金黄为佳。马尾连清热燥湿，解毒；主治痢疾、肠炎、传染性肝炎、感冒、麻疹、痈肿疮疖、结膜炎。内服煎汤，1～3钱；外用研末调敷。

具体来说，马尾连用于治小儿伤风发热及麻疹将出时，其方是马尾黄连、蝉蜕、菊花、大力子、防风、薄荷、甘草，煎汤服；用于治痢疾、肠炎时，其方是马尾黄连九钱，木香三钱，共研细末，每次一至二钱，一日三次服；用于治湿热呕吐时，其方是马尾连一钱半，吴茱萸四分，煎服；用于治热病烦渴时，其方是马尾连、焦山栀各三钱，煎服；用于治口舌生疮、结膜炎、扁桃体炎时，其方是马尾黄连三钱，黄芩二钱，刺黄柏三钱，栀子三钱，牛蒡子二钱，连翘五钱，甘草二钱，水煎服；用于治红肿疮痈时，其方是马尾黄连二钱，水煎服及研末外敷或制成软膏外用；用于治渗出性皮炎时，其方是马尾黄

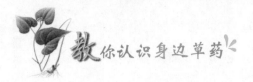

连适量，焙干研末，撒患处，或与松花粉各等分同用；如撒后患处干燥起裂，可用香油调敷；用于治脚癣时，其方是马尾黄连五钱，黄柏一两，新鲜猪胆汁一个，冰片三分。先将马尾黄连、黄柏水煎成糊状，去渣，再下猪胆汁，微火煎1～2分钟，离火，待温加冰片搅匀，每晚擦患处。

虎杖的简历与功效

虎杖，别名花斑竹、酸筒杆、酸汤梗、川筋龙、斑庄、斑杖根、大叶蛇总管、黄地榆，为蓼科植物虎杖的干燥根茎和根。春、秋二季采挖，除去须根，洗净，趁鲜切短段或厚片，晒干，置干燥处，防霉，防蛀。虎杖分布于山东、河南、陕西、湖北、江西、福建、台湾、云南、四川、贵州。虎杖气微，味微苦涩，可做食品，嫩茎做蔬菜，根做冷饮料，置凉水中镇凉代茶，液汁可染米粉，别有风味。

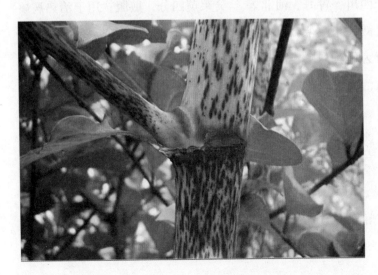

虎杖

虎杖有清热解毒、清凉解署、健胃清食的作用。在医疗上，虎杖能够祛风利湿，散瘀定痛，止咳化痰；用于关节痹痛、湿热黄疸、经闭、咳嗽痰多、水火烫伤、跌扑损伤、痈肿疮毒。虎杖的根茎有活血散瘀、祛风解毒、消炎止痛、去湿热黄疸、治慢性气管炎、降低血脂等功效；全草可治牛鼓胀症、黄蜂胃病，并可制农药，对防止螟虫、蚜虫有效。煎服时，每次9~15克；外用适量，制成煎液或油膏涂敷，但孕妇慎用。

续断的简历与功效

断，别名川续断、和尚头、山萝卜、川断、龙豆、属折、接骨、南草、接骨草、川断，为川续断的干燥根。秋季采挖，除去根头及须根，用微火烘至半干，堆置"发汗"至内部变绿色时，再烘干；续断主产于云南、四川、贵州。续断能够补肝肾，强筋骨，续折伤，止崩漏；用于腰膝酸软、风湿痹痛、崩漏、胎漏、跌扑损伤。酒续断多用于风湿痹痛，跌扑损伤；盐续断多用于腰膝酸软，每次使用9~15克，但初痢勿用，怒气郁者禁用。

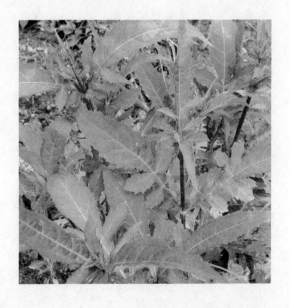

续　断

35

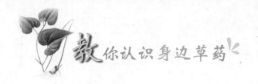

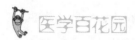医学百花园

常用中药的鉴定方法

丹参：单条柱形根与茎，外皮槽桔色砖红，断面疏松菊花纹，肝脾肿大心绞痛，活血祛淤又止痛。

桔梗：圆柱略扭长纺锤，芦头茎痕数半月，外表淡黄甜后苦，断面有一浅棕环，排脓消肿能镇咳。

白附子：干燥块茎白附子，椭圆卵形黄白色，环纹根痕质坚硬，断面粉性片角质，除祛风痰定惊搐。

秦艽：表面黄褐鸡腿身，细根缠绕麻花艽，主根单一小秦艽，气味特异苦而涩，除湿退热能止痛。

羌活：环节疏密似竹蚕，断面棕褐菊花纹，体轻质脆朱砂点，气香味苦稍有辛，祛风止痛散表寒。

土茯苓：光叶菝葜干根茎，扁圆块状黄棕色，光下亮点断面粉，遇水湿润黏滑感，利湿解毒可解毒。

茯苓：棕褐球形茯苓个，外棕内白茯苓皮，片状块状茯苓块，气微味淡嚼黏牙，利水健脾宁心神。

荆三棱：尖长圆形荆三棱，入水漂浮黑褐色，去皮白色或黄棕，嚼之味感微辛涩，活血消积能止痛。

马蹄香的简历与功效

马蹄香，别名冷水丹、铜钱草、金钱草、落地金钱、山地豆、老虎耳、月姑草、假地豆、广东金钱草、铺钱草、铜钱疳、大金钱草、一面锣、地豆公。马蹄香生于丘陵坡地、山野、荒地、草丛、路边、沟边，分布于江西、湖北、河南、陕西、甘肃、四川、贵州。马啼香味微辛、苦、甘、淡，气香，性平，无毒。马蹄香内服利尿通淋、清热除湿、解暑、消风散气、去积、活血，外治痈肿疔疖；其主治急性黄疸型肝炎、血尿、砂淋、尿血、伤风风头痛、胃痛、风嗽、

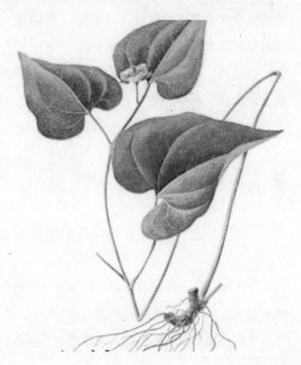

马蹄香

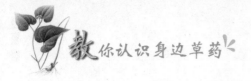

小便不利、风湿水肿、久积酸痛。

巴戟天的简历与功效

巴戟天,别名鸡肠风、鸡眼藤、黑藤钻、兔仔肠、三角藤、糠藤,为巴戟天的干燥根;拣去杂质,用热水泡透后,趁热抽去木心,切段,晒干;呈弯曲扁圆柱形或圆柱形,表面灰黄色,有粗而不深的纵皱纹及深陷的横纹,甚至皮部断裂而露出木部,形如鸡肠,故名"鸡肠风"。巴戟天以条大、肥壮、连珠状、肉厚、色紫者为佳,主产于广东、广西。巴戟天补肾阳,壮筋骨,祛风湿,适用于肾虚兼风湿痹证,腰膝疼痛,筋骨痿软无力。巴戟天主治阳痿、少腹冷痛、小便不禁、子宫虚冷、风寒湿痹、腰膝酸痛;内服熬汤,1.5～3钱;或入丸、散、浸酒或熬膏。但阴虚火旺者忌服,恶朝生、雷丸、丹参;便赤、口苦、目赤目痛、烦躁口渴、大便燥秘、火旺泄精、阴虚水乏、小便不利、口舌干燥,禁用。

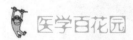 医学百花园

常用中药的鉴定方法

红大戟:身体扭皱纺锤形,断面皮部红褐色,木部则显棕黄色,质坚味辛刺喉舌,利水化痰能消肿。

贯众:粗茎鳞毛蕨植物,绵马贯众刺猬形,叶柄残基遍全身,外表锈

色质坚硬，解毒止血能杀虫。

三棱：形似圆锥或倒卵，入水下沉质坚实，切面黄白可灰白，嚼之微有麻辣感，破血行气能止痛。

京大戟：根头粗大扭曲身，表面棕褐有皱纹，质地坚硬纤维性，断面白色或淡黄，逐水通便消肿结。

射干：皱缩疙瘩结节形，环纹密集带细根，断面鲜黄显颗粒，气微味苦稍有辛，清热解毒利喉咙。

重楼：七叶一枝花根茎，性状有节扁柱形，断面白色多粉性，饮片黄灰粗环纹，清热解毒治惊风。

徐长卿：根茎有节数细根，断面中空表棕黄，质脆易折具粉性，香气特异辛麻舌，祛湿解毒能止痛。

麦冬：形似纺锤半透明，断面黄白质柔韧，味甜微苦有黏性，常用品种山麦冬，止咳润肺能滋阴。

人参的简历与功效

人参，别名棒槌、山参、园参、人衔、鬼盖、土精、神草、黄参、血参、地精、百尺杵、海腴、金井玉阑、孩儿参、棒槌，为五加科植物人参的干燥根。人参与三七参、西洋参，统称世界三大参，人参又被称为"参之王"、"百草之王"，有血液卫士之称。人参是闻名遐迩的"东北三宝"（人参、貂皮、鹿茸）之一。人参寿命为400年左右，多生长于海拔500～1100米的山地缓坡或斜坡地的针阔混交林或杂木林中，分布于吉林、辽宁、黑龙江、河北、山西、湖北等地。

具体来说，人参栽培的为"园参"，野生的为"山参"；将幼小

39

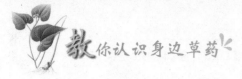

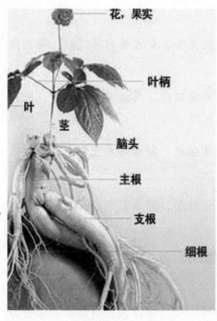

人　参

的野山参移植于田间，或将幼小的园参移植于山野而成长的人参，称为"移山参"。园参经晒干、烘干，称"生晒参"；山参经晒干，称"生晒山参"；蒸制、干燥后，称"红参"；白参选用身短、质较次的高丽参，用沸水烫煮片刻，然后晒干制成。人参是珍贵的中药材，但由于过度采挖，人参赖以生存的森林生态环境遭到严重破坏，山西"上党参"已灭绝，且东北参也处于濒临绝灭的边缘。目前人参已列为国家珍稀濒危保

护植物，严禁采挖。

人参大补元气、生津安神，主治劳伤虚损、食少、倦怠、反胃吐食、大便滑泄、虚咳喘促、自汗暴脱、惊悸、健忘、眩晕头痛、阳痿、尿频、消渴、妇女崩漏、小儿慢惊及久虚不复，一切气血津液不足之证；内服煎汤，每次1.5～9克即可。但人参不可滥用，服用人参后忌吃萝卜和各种海味，忌饮茶，忌用五金炊具。

人参的食用方法有：炖服，将人参切成2厘米薄片，放入瓷碗内，加满水，封密碗口，放置于锅内蒸炖4~5小时即可服用；嚼食，以2~3片人参含于口中细嚼，生津提神；磨粉，将人参磨成细粉，每天吞服，每次1～1.5克；冲茶，将人参切成薄片，放在碗、杯中，用开水冲泡，闷盖5分后即可服用；泡酒，将整根人参可切成薄片装入瓶内用50~60度的白酒浸泡，每日斟情服用；炖煮食品，将人参和瘦肉、小鸡、鱼等烹炖，滋补强身。

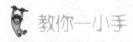

教你一小手

人参炒虾仁

材料：新鲜人参2根，大虾4只，洋葱1/4个，大辣椒1/4个，黄辣椒1/3个，色拉油1大匙，酱油 1/2大匙，糖稀1/2大匙，精盐少许

做法：新鲜人参洗净后切丝。大虾放盐水里洗净，去皮、去头后切丁。洋葱和大辣椒适当切块。炒锅置火上，待热后放色拉油，开锅放洋葱、大辣椒炒一会，放水参和酱油、糖稀炒熟即可。

山药的简历与功效

山药，别名山药、淮山、怀山药、淮山药、土薯、山薯、山芋、玉延、白苕，富含淀粉和蛋白质。栽种者称家山药，野生者称野山药。据《本草纲目》记载，山药原名叫薯蓣，由于唐代宗叫李豫，为避讳而改为薯药，后又因宋英宗叫赵曙，为避讳而改为山药。山药原产山西平遥、介休，现分布于我国华北、西北及长江流域各省区，主产于河南北部、河北、山西、山东。山药营养丰富，是补虚佳品，既可作主粮又可作蔬菜，还可制成糖葫芦。我国栽培的山药主要有普通山药和田薯两类。普通山药尤以古怀庆府（今河南焦作）所产山药名贵，称为"怀山药"，有"怀参"之称，为全国之冠。目前山药

41

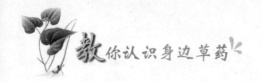

品种有细毛长山药、二毛山药和日本大和芋山药等品种。

山药叶能合成生产具有抗炎、镇痛、麻醉、避孕等功能的肾上腺皮质激素、性激素、蛋白同化激素，广泛用于治疗心脏病、抗肿瘤、类风湿、严重感染等疾病，且治疗彻底，无毒副作用。山药根茎入药，形似生姜，又称黄姜，具有健脾补肺、益胃补肾、固肾益精、聪耳明目、助五脏、强筋骨、长志安神、延年益寿的功效；主治脾胃虚弱、倦怠无力、食欲不振、久泄久痢、肺气虚燥、痰喘咳嗽、肾气亏耗、腰膝酸软、下肢痿弱、消渴尿频、遗精早泄、带下白浊、皮肤赤肿、肥胖等病症。但大便燥结者不宜食用山药，不能与甘遂同食；也不可与碱性药物同服。

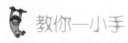
教你一小手

土鸡炖山药

材料：鲜山药2000克，鲜鸡块1000克，葱2根（切段），姜片3片，芝麻油、盐、胡椒粉各少许。

做法：将山药切成段。用高压锅将鸡快稍压三成熟后倒入山药段并加入辅料再用微火烧20分钟即可。

山药炒肉片

材料：鲜山药200克，里脊肉300克，胡萝卜50克，小黄瓜50克，葱2根（切段），姜片3片，盐、酒、胡椒粉各少许，黄芪5钱，防风3钱，白术2钱，大枣10颗。

　　做法：将胡萝卜、小黄瓜用锯齿刀切段。药材加姜片用4碗水煮成1碗药汁备用。里脊肉切薄片并加入所有调味料拌腌。油少许炒香葱段后，放入肉片拌炒至变色。倒入山药、胡萝卜及小黄瓜，淋下药汁后加盐调味炒约1分钟即可。

玉竹的简历与功效

　　玉竹，别名荽、委萎、女萎、　　乌萎、青粘、黄芝、地节、萎蕤、萎蕤、葳蕤、王马、节地、虫蝉、　　马熏、葳参、玉术、山玉竹、笔管

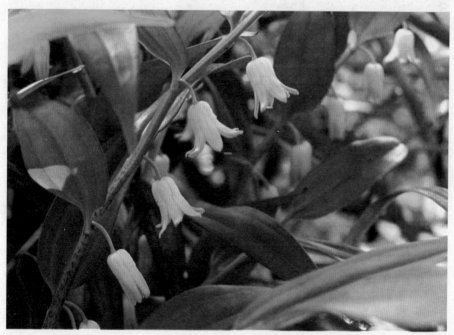

玉竹

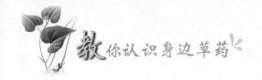

子、十样错、竹七根、竹节黄、黄脚鸡、百解药、山姜、黄蔓菁、尾参、连竹、西竹、玉参、铃铛菜。玉竹耐寒，可在石缝中生长，多生长于山野阴湿处，林下及落叶丛中；分布于东北、华东及陕西、甘肃、青海、台湾、河南、湖北、湖南、广东等地。玉竹主要品种有康定玉竹，产于四川西部、云南西北部，生于林下或山坡草地；毛筒玉竹，产于黑龙江南部、吉林、辽宁；金镶玉竹，产于北京、江苏、浙江。玉竹具有养阴，润燥，除烦，止渴的功效；主治热病阴伤、咳嗽烦渴、虚劳发热、消谷易饥、小便频数、心脏病、糖尿病、结核病；内服煎汤，每次6~12克，外用鲜品捣敷。

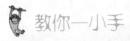

百合玉竹粥

做法：百合洗净，撕成瓣状；玉竹洗净，切成4厘米长的段；粳米淘洗干净，用冷水浸泡半小时，捞出，沥干水分；把粳米、百合、玉竹放入锅内，加入约1000毫升冷水，置旺火上烧沸，改用小火煮约45分钟；锅内加入白糖搅匀，再稍焖片刻即可。

玉竹人参鸡

做法：鸡腿剁大块，洗净。玉竹以清水快速冲净，和鸡块、人参片一道放进炖锅内，加调味料和4碗水，并以保鲜膜覆盖住锅口。隔水蒸约30分钟，待鸡肉熟透即可。

玉竹猪心

做法：将玉竹洗净，切成节，用水稍润，煎熬2次，收取药液1000克；将猪心破开，洗净血水，与药液、生姜、葱、花椒同置锅内在火上煮到猪心六成熟时，将它捞出晾凉；将猪心放在卤汁锅内，用文火煮熟捞起，揩净浮沫。在锅加卤汁适，放入食盐、白糖、味精和香油，加热成浓汁，将其均匀地涂在猪心里外即成。

首乌的简历与功效

首乌，又名何首乌，别名夜交藤、赤首乌、铁秤砣、红内消、首乌藤、野苗、交藤、交茎、夜合、地精、桃柳籐、赤葛、九真藤、芮草、蛇草、陈知白、马肝石、九真藤、疮帚、赤敛、乌肝石、黄花乌根、小独根、野苗根、交茎根、交藤根、夜合根、赤葛根、芮草根、蛇草根、伸头草根、多花蓼根、紫乌藤根、山奴、山哥、山伯、山翁、山精、野番薯。处方名有首乌、何首乌、干首乌、生首乌、鲜首乌、制首乌、蒸首乌、熟首乌。首乌有红白之分，药用的为红首乌的块根，著名品种有嵩山首乌。何首乌据称是元和七年广西陆川县人何田儿所发现，主产河南、湖北、贵州、四川、江苏、广西等地。

何首乌具有补肝、益肾、养血、祛风等功效，适用于肝肾阴亏、须发早白、血虚头晕、腰膝酸软、筋骨酸痛、遗精、崩带、久痢、慢性肝炎、痈肿、瘰疬、肠风、痔疮、红斑狼疮等病症。经常

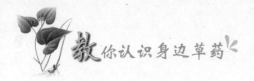

食用何首乌，对神经衰弱、白发、脱发、贫血等病症有治疗作用，可延缓衰老、强身健体、保健心脏。何首乌还可强壮神经、健脑益智。另外生首乌、酒蒸首乌、黑豆汁蒸首乌、清蒸首乌的水煎液体对金黄色葡萄球菌、白色葡萄球菌、福氏痢疾杆菌、宋内氏痢疾杆菌、伤寒杆菌901、副伤寒杆菌、乙型溶血性链球菌等，均有不同程度的抑制作用。何首乌对流感病毒有一定抑制作用，还有减慢心率、扩张冠脉、抗心肌缺血等作用。另外，生首乌能解毒、消痈、润肠通便，常用于治疗瘰疬疮痈、风疹瘙痒、肠燥便秘；制首乌能补肝肾、益精血、乌须发、强筋骨，用于血虚萎黄、眩晕耳鸣、须发早白、腰膝酸软、肢体麻木、崩漏带下、久疟体虚等。首乌的单用量为每天10～15克。何首乌忌猪、羊肉血、萝卜。

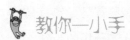教你一小手

首乌肝片

材料：猪肝250克，首乌15克，菠菜适量。

做法：菠菜洗净，折成段；首乌煎水取浓汁，猪肝切片，用首乌汁、水豆粉、盐拌匀；另取余下的首乌汁、水豆粉和酱油、盐、醋等调成芡汁；猪肝用油炒至发白，加入芡汁及姜、蒜片、菠菜炒熟即可。

首乌羊肉生发汤

材料：何首乌50克，杜仲15克，粟米200克，核桃4个，羊肉300克，

红枣（去核）4枚，生姜2片，食盐适量。

　　做法：核桃去壳，取仁，保留红棕色核桃衣。杜仲、何首乌、粟米、羊肉、生姜片和红枣用清水洗净。沙锅内加入适量清水，煮至水沸后，放入以上全部原料，用中火煲3小时左右，加入食盐即可。

莲房的简历与功效

　　莲房，别名，莲蓬、莲蓬壳、莲壳，为睡莲科植物莲的干燥花托。秋季果实成熟时采收，除去果实，晒干。莲房以个大、紫红色为佳，主产湖南、湖北、福建、江苏、浙江等地。莲房化瘀止血，主治崩漏、尿血、痔疮出血、产后瘀阻、恶露不尽。用量每次4.5~9克。具体来说，莲房的选方有：一是治血崩，配方是荆芥、莲蓬壳（烧灰存性），为细末。每服三钱，食前，米饮汤调下；二是治血崩，配方是棕皮（烧灰）、莲壳（烧灰）各半两，炒香附子三两。共研为末，每服三钱，食前，米饮汤调下；三是治经血不止，配方是陈莲蓬壳，研末。每服二钱，热酒下；四是治漏胎下血，配方是莲房，烧研成面糊丸，每服百丸，汤、酒任下，每天两次；五是治胎衣不下，配方是莲房一个，甜酒煎服；六是治小便血淋，配方是莲房，烧存性，为末，入麝香少许。每服二钱半，米饮调下，每天两次；七是治痔疮，配方是干莲房、荆芥各一两，枳壳、薄荷、朴硝各五钱。共研为粗末。水三碗，煎二碗，半热熏洗；八是治乳裂，配方是莲房炒研为末，外敷；九是治天泡湿疮，配方是莲蓬壳，烧存性，研末，井泥调涂；十是治黄水疮，配方是莲房烧成炭，研细末，香油调匀，敷患处，每日二次。

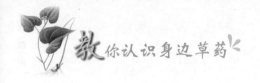

教你一小手

莲蓬扣肉

材料：五花肉250克，湖南盐菜干50克，莲子50克，盐、味精、老抽王、麻油各适量。

做法：将五花肉洗干净，煮熟，抹上老抽待用；盐菜干洗干净，用锅煸干水分；莲子用清水泡透；用油将五花肉炸至金黄色，切成薄片。把莲子卷入肉片内，摆好，加入老抽王、盐、味精、麻油和炒好的菜干，蒸约1小时，取出倒扣入碟即成。

藕节的简历与功效

藕节，为睡莲科植物莲的根茎节部。秋、冬季采挖根茎（藕），切取节部，洗净，晒干，除去须根。藕节甘涩性平，既能收敛止血，又能散瘀血，具有止血不留瘀之特点，惟药力较缓，常作辅助止血药用。藕节长于止血，兼能散瘀。用于衄血、咳血、吐血、便血、尿血和妇女崩漏，以失血而有瘀血者最为适宜。一般来说，热证出血宜生用，鲜品捣汁用更佳。虚寒性出血宜炒炭用。煎水、绞汁或研末服用均可。

藕节的医药配方有：如果是卒暴吐血，藕节可与荷蒂同用，以止血；如果是肺痨咯血，藕节可与

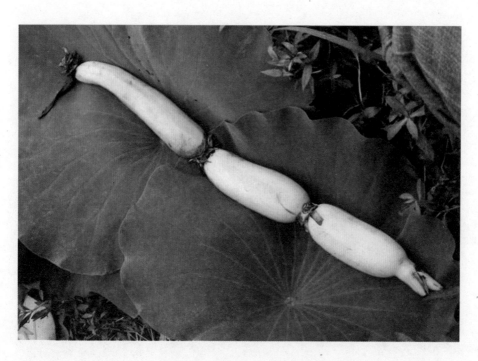

藕 节

白及配伍，以敛肺止血；如果是凡血热吐衄不止，藕节可与生地黄、大蓟相合，以凉血止血；如果是虚寒性崩漏，藕节可与艾叶、炮姜等相佐，以温经止血；如果是血热尿血，藕节可与小蓟、蒲黄、白茅根并施，以凉血止血。

鸡血藤的简历与功效

鸡血藤，别名血风藤、马鹿藤、紫梗藤、猪血藤、九层风、红藤、活血藤、大血藤、血龙藤、过岗龙、五层血。生于灌丛中或山野间，分布于福建、广东、广西、云南。鸡血藤生长在云南西双版纳热

49

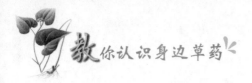

带雨林中，常寄生于参天大树的树干上，是一种会流血的植物。云南产的鸡血藤占中国鸡血藤一半以上，滇南、滇西南及滇西北的热带、亚热带地区最丰富。鸡血藤的特别之处在于它的茎被切断后，其木质部就立即出现淡红棕色，不久变成鲜红色汁液流出来，很像鸡血，因此称为鸡血藤。

鸡血藤的茎皮纤维可作人造棉、造纸和编织的原料；藤供药用，有行气、扶风、活血的效用；根入药，有舒筋活血、杀虫的作用。鸡血藤活血舒筋，养血调经；用于月经不调、血虚萎黄、麻木瘫痪、风湿痹痛。值得一提的是，鸡血藤与红藤，均为植物藤类，功能均卡活血散瘀。但鸡血藤甘温，长于补血，温经活络，伤家常用；红藤苦平，长于清热解毒，消痈止痛，疮家要药。鸡血藤内服煎汤，10～15克，或浸酒。

木贼的简历与功效

木贼，别名锉草、节骨草、西伯里，生于山坡林下阴湿处、河岸湿地、溪边，或杂草地。木贼主产于东北、华北、内蒙古和长江流域各省。木贼为有毒植物，全草有毒，食后会引起反射机能兴奋、步行眼跄、站立困难、后肢麻痹；木贼具有散风热，退目翳的功效；用于风热目赤、迎风流泪、目生云翳，有消炎、止血作用。木贼分布于兴安岭南部、科尔沁、辽河平原、燕山北部、阴山，内蒙古的科尔沁右翼前旗、哲里木盟大青沟、赤峰、锡林郭勒盟、乌兰察布盟的产量较多。木贼的功能还有增加冠脉流量作用、抗心律失常、降压、扩张血管、降血脂、兴奋或抑制平滑肌、抗菌、抗脂质过氧化、抗惊厥和镇静等作用。木贼的用法为每次5～15克，水煎服；外用适量，研末撒患处。

当归的简历与功效

当归，别名秦归、云归、西当归、乾归、山薪、白薪、文无、岷当归。甘肃定西市的渭源县、岷县的当归品质最佳，有"中国当归之乡"之称。当归生于高寒多雨山区，主产于甘肃、云南、四川。当归名字由来有这样的传说：古人娶妻为生儿育女，当归调血是治疗女性疾病的要药，其有想念丈夫之意，恰与唐诗"胡麻好种无人种，正是归时又不归"的意思相同，因此有当归之名。当归对妇女的经、带、胎、产各种疾病都有治疗效果，所以称为"女科之圣药"。

当归的功能是补血活血，调经止痛，润肠通便；用于血虚萎黄、眩晕心悸、月经不调、经闭痛经、虚寒腹痛、肠燥便秘、风湿痹痛、中风不省人事、口吐白沫、产后风瘫、跌扑损伤、痈疽疮疡。当归主要以辅疗形式添加到粥，汤中。心肝血虚而见面色萎黄、唇爪无华、头晕目眩、心悸肢麻者，可与熟地、白芍、川芎配伍；月经不调，属肝郁气滞，经来先后无定期，可与柴胡、白芍、白术等同用；年老体弱、产后以及久病血虚肠燥便秘，可与火麻仁、枳壳、生地等配伍。通常补血宜当归身，破血宜当归尾，止血宜当归炭，和血（补血活血）用全当归。用法炒黑，共研细末，每用9克，水1杯，酒少许，煎服。但月经过多、有出血倾向、阴虚内热、大便溏泄者，均不宜服用。

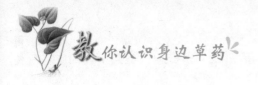
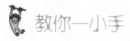
教你一小手

当归烧羊肉

当归、干地黄各15克，干姜10克，羊肉250克。羊肉，洗净、切块，入油中炒至发白，放入中药，加水、盐、酒，以小火煨至羊肉烂熟即成。饮汤吃肉。用于血虚体弱，或虚寒腹痛。

当归羊肉汤

当归、党参各15克，黄芪30克，生姜10克，羊肉500克。羊肉切片，各药用纱布包扎，加水一同煎煮至肉烂熟。饮汤吃肉。用于产后气血虚亏，发热自汗，肢体疼痛。

当归肉桂酒

当归30克，熟地黄50克，红花15克，肉桂6克，甜酒1000克。用甜酒浸泡各药1~2周以上即成。用于血虚，或有瘀滞的经闭、月经不调。

血竭的简历与功效

血竭，别名海蜡、麒麟血、木血竭、渴留、血杰、血力花、血结、血竭粉、麒麟竭。产于印度尼西亚、马来西亚、伊朗、广东、海南、台湾等地。在市场上，血竭按质量依次分为麒麟牌、手牌、皇冠牌、五星牌四种。另外，原庄血竭为纯用印尼等国进口血竭原料制成，表面呈铁黑色；加工血竭为用血竭原料掺入原白树脂加工炼制而成，表面呈暗红色；牌号血竭有麒麟牌、手牌、皇冠牌、五星牌、AA牌、三A牌、鸡牌、金鱼牌、金星牌、太阳牌。血竭均以外色黑似铁、研面红似血、火燃呛鼻为佳。

血竭为棕榈科植物麒麟竭的果实及树干中的树脂。国产血竭多为龙血树或柬埔寨龙血树树脂。血竭的功效是活血散瘀，定痛，止血生肌，敛疮；主治治跌打肿痛、内伤瘀痛、外伤出血不止、臁疮溃久不合。内服研末，1~3分；外用研末撒或入膏药内敷贴。血竭配没药，其活血破瘀之力增强，用于跌打损伤，瘀血肿痛；配乳香，活血生肌，可用于恶疮痈疽，久不收口，金疮出血，创口不合等症。

远志的简历与功效

远志，别名葽绕、蕀蒬、棘菀、细草、小鸡腿、小鸡眼、小草根、苦远志、小草根皮、细草根皮、小鸡腿皮、细叶远志、山茶叶

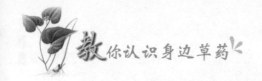

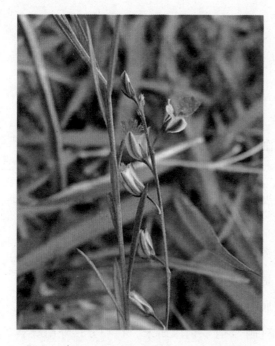

远 志

根皮、光棍茶根皮、小鸡棵根皮、线茶根皮、山胡麻根皮、米儿茶根皮、燕子草根皮、草远志、十二月花根皮、线茶根皮、小鸡根、卵叶远志、宽叶远志、西伯利亚远志、醒心杖。另外，苦远志为细叶远志的根皮；甜远志为宽叶远志的根皮，即"土远志"；关远志产于山西、陕西；远志筒，又名远志通，以色黄、筒粗、内厚、干燥者最优；远志肉，简称志肉，为破碎的根皮；远志棍，又名远志梗，远志骨；炙远志，又名蜜远志，为净远志用蜂蜜炙后入药制成。远志产于秦岭南北坡，生于海拔400~1000米的山坡草地或路旁。

远志安神益智，祛痰，消肿；用于心肾不交引起的失眠多梦、健忘惊悸、神志恍惚、咳痰不爽、疮疡肿毒、乳房肿痛。细叶远志的疗方有：治心神不宁、失眠、惊悸等症，常与茯神、龙齿、朱砂等镇静安神药同用；治健忘证，常与人参、茯苓、菖蒲同用；用于癫痫昏仆、痉挛抽搐，可与半夏、天麻、全蝎等配伍；治疗惊风狂证发作，常与菖蒲、郁金、白矾等同用；治痰多粘稠、咳吐不爽、外感风寒、咳嗽痰多，常与杏仁、贝母、瓜蒌、桔梗等同用。远志煎服，每次3~9克，胃炎及胃溃疡者慎用。

茵陈的简历与功效

茵陈，别名绵茵陈、白蒿、绒蒿、因尘、马先、因陈蒿、细叶青蒿、臭蒿、安吕草、婆婆蒿、野兰蒿、松毛艾，为菊科植物茵陈蒿的幼苗，生于山坡、路边，全国各地均有分布。春季幼苗高6～10厘米时采收，除去老茎及杂质，晒干。春季采收的称"绵茵陈"，秋季采割的称"茵陈蒿"。茵陈主产于陕西、河北、山西。陕西产称西茵陈，质量最佳。

茵陈还有一个传说：一天，华佗给一黄痨病人治病，苦无良药，无法治愈。过了一段时间，华佗发现病人突然好了，急忙问他吃了什么药？他说吃了一种绿茵茵的野草。华佗一看是青蒿，便到地里采集了一些，给其他黄痨病人试服，但试了几次，均无效果。华佗又去问已痊愈的病人吃的是几月的蒿

子，他说三月的。华佗醒悟到，第二年春天，华佗采集了许多三月间的青蒿，给黄痨病人们服用，果然吃一个好一个。华佗还编歌供后人借鉴："三月茵陈四月蒿，传于后人切记牢。三月茵陈治黄痨，四月青蒿当柴烧。"

茵陈蒿经冬不死，春则因陈根而生，故名因陈、茵陈。茵陈作菜，要采嫩苗；老的药用，是茵陈蒿。茵陈有特异的香气，味微苦，以质嫩、绵软、灰绿色、香气浓者为佳。茵陈具有清湿热，退黄疸的功效；用于黄疸尿少、湿疮瘙痒、传染性黄疸型肝炎。每次用量6～15克，外用煎汤熏洗。茵陈可治疗传染性肝炎，即用茵陈蒿每次1～1.5两，水煎服，每日3次，小儿酌减；茵陈也可驱蚊。

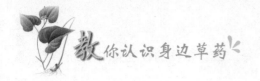

狼毒的简历与功效

狼毒，别名川狼毒、续毒、绵大戟、山萝卜、闷花头、热加巴、一扫光、搜山虎、一把香、药罗卜、生扯拢、大将军、红狼毒、西北狼毒、红火柴头花、猴子根、断肠草、打碗花、山丹花、一把香，俗称"闷头黄花"。狼毒花，又叫火柴花，分为瑞香科狼毒、大戟科植物狼毒。在草原上，牧民们因它含有毒汁液而给它取名狼毒花。主产于内蒙古、山西、河南、青海、甘肃、陕西、四川等地。狼毒的液汁有毒，生长于草原，是草原退化的标志。

狼毒花根可入药，有祛痰、止痛作用。狼毒花多见于我国的东北和俄罗斯的西伯利亚，其根、茎、叶均含毒，可制成药剂外敷，能消积清血。可做农药，用以防治螟虫、蚜虫，人畜绝不能食之。狼毒分为狼毒花（生于高山及草原，分布于东北、华北、西北、西南等地）、狼毒大戟（又名猫眼花根、东北狼毒，生于山坡、山野向阳处，分布于东北、河北、内蒙古、山西）、月腺大戟（生于山坡或林下草丛中，分布于河南、山东、江苏、安徽、湖北）。

另外，生狼毒是用水洗净，润透，切片晒干；醋狼毒是取狼毒片加醋拌匀，稍闷，待醋吸尽，置锅内用文火炒至微干，取出晒干；白狼毒为狼毒大戟、月腺大戟的干燥根，切成类圆形的块片。狼毒主治水肿腹胀、痰、食、虫积、心腹疼痛、慢性气管炎、咳嗽、气喘、淋巴结、皮肤、肺、骨、副睾等结核、疥癣、痔瘘。内服煎汤，每次3~8分；外用磨汁涂或研末调敷，因本品有毒，内服宜慎，体弱及孕妇忌服。

黄芪的简历与功效

黄芪，别名棉芪、绵芪、棉黄芪、黄耆、黄耆、箭芪、箭黄芪、内蒙古黄芪、王孙、戴芪、戴糁、戴椹、独椹、蜀脂、百本、百药棉、百药绵、土山爆张根、独根、二人抬、大有芪、蒙芪、元芪、红蓝芪、白皮芪、黑皮芪、膜荚黄芪、东北黄芪、内蒙黄芪、冲正芪、武川芪、炮台芪、浑源芪。另外有北黄芪（又名北芪、卜奎芪、关卜奎芪、关芪、黑皮芪，产于黑尤江、内蒙古等地，因产地不同又分为宁古塔芪、红兰芪、黑石滩芪、正口芪）、北口芪（又名口芪、正口芪、正芪、口黄芪）、绵黄芪（又名原生芪、白皮芪、箭黄芪、箭芪，产于甘肃定西、山西绵山，形似箭杆，故有箭芪、箭黄芪之称）、西黄芪（又名西芪，产于山西浑源、阳交、山阴、天镇等地）、库黄芪（又名库伦黄芪、库伦芪、库芪，产于内蒙古库伦）。

黄芪是名贵中药材，民间有冬令取黄芪配成滋补强身之食品的习惯。黄芪主产于山西、黑龙江、辽宁、河北，以根条粗长、皱纹少、粉性足、坚实绵韧、味甘、无空心及黑心，为佳。黄芪具有利尿托毒，排脓，敛疮生肌的功效；用于气虚乏力、食少便溏、久泻脱肛、便血崩漏、表虚自汗、气虚水肿、慢性肾炎、蛋白尿、糖尿病。黄芪的服法有：每天用黄芪5～10克左右，开水泡10～20分钟后代茶饮用；每天用黄芪30克左右，水煎后服用，或用黄芪30克，枸杞子15克，水煎后服用，对气血虚弱的人效果更佳；取黄芪50克左右，煎汤以后，用煎过的汤液烧饭或烧粥，就成黄芪饭、黄芪粥；在烧肉、烧

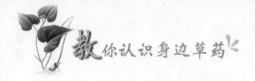

鸡、烧鸭时，放一些黄芪，增加滋 补作用。

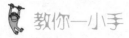

黄芪的医疗药方

治疗小便不通时，用黄芪二钱，加水二碗，煎成一碗，温服。小儿减半；治疗老人便秘时，用黄芪、陈皮各半两，研细，另用大麻子，捣烂，加水揉出浆汁，煎至半干，调入白蜜一匙，再煮过，把黄芪、陈皮末加入调匀服下，两服可通便；治疗脑梗塞时，生黄芪60克，天麻、川芎、桃仁、牛膝、莪术各10克，生当归、生丹参各20克，钩藤 15克。阳闭者加安宫牛黄丸，阴闭者加苏合香丸，痰盛者加半夏、胆南星、石菖蒲、茯苓、竹茹等，脱证加人参、附子，肝肾亏虚加左归丸。一日一剂，水煎2次混合，早晚分服；治疗脑动脉硬化症时，生黄芪 25克，茯苓、海藻、法夏各10克，首乌、麦冬各15克，水蛭6克，炒杏仁3克。肾阳虚加淫羊藿、鹿角霜、巴戟天；肾阴虚加女贞子、熟地、旱莲草、山萸肉、枸杞子；失眠加枣仁、夜交藤、生牡蛎等；痰浊加胆南星、陈皮等。一日一剂，水煎3次，早、中、晚分服。

黄精的简历与功效

黄精，别名老虎姜、鸡头参、野生姜、野仙姜、山生姜、山姜、囊丝黄精、金氏黄精、多花黄精、兔竹、鹿竹、仙人余粮、救荒草、玉竹黄精、姜形黄精、鸡头黄精、黄鸡根、戊己芝、救穷、米铺、黄

58

芝、黄鸡菜、龙衔、太阳草、垂珠、鸡格、苟格、马箭、土灵芝、阳雀蕨、山捣白、白及、笔菜、笔管菜、姜蕊、重楼、气精、阳誉蕨、赖姜、鬼蔓菁。黄精以块大肥润、色黄、断面呈角质透明为佳。根据原植物和药材性状的差异，黄精分为姜形黄精、鸡头黄精和大黄精三种，以姜形黄精质量最佳。黄精主产于河北、内蒙古、陕西省，多花黄精主产于贵州、湖南、云南、安徽、浙江，滇黄精主产于贵州、广西、云南。

另外，长叶黄精产于浙江、福建、广东；多花黄精产于广西、广东、湖南；热河黄精产于东北、河北；滇黄精产于云南；卷叶黄精，又名老虎姜，产于陕西、甘肃、宁夏；玫瑰红黄精，又名紫花黄精产于新疆、河北、山西；甘肃黄精，又名羊角参产于我国西北；弯花柱黄精产于宁夏；红果黄精产于青海、甘肃；长梗黄精产于浙江、福建；深山黄精产于浙江、江西；裸花黄精产于四川；对叶黄精，又名棒丝黄精产于西藏；斑茎黄精产于广西。

黄精以根茎入药，具有补气养阴、健脾、润肺、益肾功能；用于治疗脾胃虚弱、体倦乏力、口干食少、肺虚燥咳、精血不足、内热消渴、糖尿病、阳痿遗精、耳鸣目暗、须发早白、肺结核、咯血、冠心病、高脂血症、慢性肝炎、白细

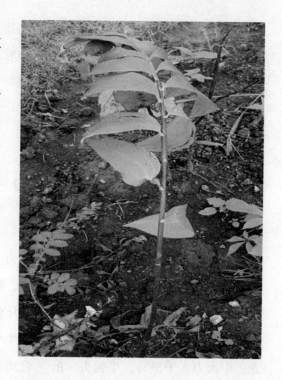

黄　精

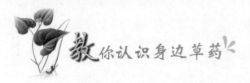
胞减少症、免疫功能低下症。黄精有抗缺氧、抗疲劳、抗衰老、增强免疫功能、增强新陈代谢、降血糖和强心作用。

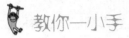

黄精粥

黄精30克，粳米100克。黄精煎水取汁，入粳米煮至粥熟。加冰糖适量吃。用于阴虚肺燥，咳嗽咽干，脾胃虚弱。

党参黄精猪肚

党参、黄精各30克，山药60克，橘皮15克，糯米150克，猪胃1具。猪胃洗净；党参、黄精煎水取汁，橘皮切细粒，加盐、姜、花椒少许，一并与糯米拌匀，纳入猪胃，扎紧两端；置碗中蒸熟食，用于脾胃虚弱，少食便溏，消瘦乏力。

千斤拔的简历与功效

千斤拔，别名蔓性千斤拔、一条根、老鼠尾、吊马墩、吊马桩、金牛尾、箭根、钉地根、土黄芩、钻地风、土黄鸡、金鸡落地、透地龙、牛大力、千里马、牛顿头、吊马桩、千斤吊、钉根藜、土黄耆、大力黄、牛尾荡、咳嗽草、百咳草、麒麟尾、山萝卜、天根不倒、千斤红、假乌豆草、皱面树。千斤拔生于山坡草丛中，分布于福建、台湾、湖北、湖南、广东、海南、广西、贵州、云南等地；以根条粗长、除净芦茎及须根、断面发白色者为佳；秋后采挖，洗净，切段，晒干。

千斤拔有祛风湿，强腰膝的功效；用于风湿性关节炎、腰腿痛、腰肌劳损、白带、跌打损伤、风湿痹痛、慢性肾炎、痈肿、喉蛾。选方有：治风湿筋骨痛及产后关节痛，配方是：千斤拔每次七钱至一两，同猪蹄一只，以酒、水各半炖烂，去渣，食肉及汤；治慢性肾炎，配方是：千斤拔一至二两，水煎服；治咳嗽，配方是：千斤拔鲜根一至二两，水煎服；治跌打损伤，配方是：千斤拔七钱至一两，酒、水各半煎服；治妇人白带，配方是：千斤拔七钱至一两，同猪精肉二、三两，宽水同炖，去渣，食肉及汤；治喉蛾，配方是：千斤拔研细末，吹入喉内；治肿毒，配方是：千斤拔酒磨搽患处；治蛇咬，配方是：千斤拔水磨搽患处。

骨碎补的简历与功效

骨碎补，别名毛姜、猴姜、石岩姜、申姜、肉碎补、爬岩姜、岩连姜，为水龙骨科植物槲蕨的根茎。附生于树上、山林石壁上或墙上，分布于浙江、福建、台湾、广东、广西、江西、湖北、四川、贵州、云南等地。骨碎补分为：大叶骨碎补（又名硬骨碎补、华南骨碎补，分布于广东、广西、台湾、云南）、海州骨碎补（附生于石山，分布于辽宁、山东、江苏、浙江和台湾）。骨碎补气香，味微甜涩，含有多种对人身有益的化学成分。能补肾，活血，止血；主治肾虚久泻、腰痛、风湿痹痛、齿痛、耳鸣、跌打闪挫、骨伤、阑尾炎、斑秃、鸡眼、牙齿松动、筋骨折伤、白癜风。忌羊肉、羊血、芸薹菜。

骨碎补的验方有：治疗鸡眼，配方是取骨碎补3钱，碾成粗末，

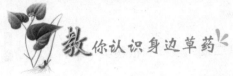
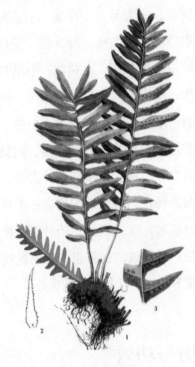

骨碎补

温水洗泡柔软，再用小刀削去外层厚皮；然后涂擦骨碎补酒精浸剂，每2小时1次，连续4~6次，每日至多10次。擦后略有痛感，几分钟可消失；治疗老年肾虚，腰痛脚弱，配方是骨碎补15克，补骨脂10克，牛膝10克，桑寄生10克。水煎服，每日一剂；治肾虚耳鸣耳聋、肾虚久泻，配方是骨碎补适量，研为细末，每次6克，入猪肾内煨熟，食之；治跌打损伤，配方是骨碎补15~30克。水煎服，每日2次；或用骨碎补120克，白酒500克，一同浸泡，分10次服，每日2次；治牙痛，配方是骨碎补30克（去毛）；打碎煎服，或泡开水含嗽漱口。

放入95%酒精100毫升中浸泡3日备用。用时先将足部鸡眼或疣子用

杜仲的简历与功效

杜仲，别名思仙、木绵、思仲、石思仙、丝连皮、丝楝树皮、扯丝皮、丝棉皮、玉丝皮、扯丝片、川杜仲、汉杜仲、炒杜仲、盐杜仲、盐水炒杜仲、杜仲炭、焦杜仲、生杜仲等，其中生杜仲，为原

药材去杂质切丝生用入药者；绵杜仲又名厚杜仲，折断时白丝多而如棉者；川杜仲产于四川大巴山山脉及贵州娄山山，品质最优；汉杜仲产于陕西、湖北，集散于汉口。杜仲以皮厚、块整、干燥、无粗皮、断面白丝多、内表面黑褐色者为佳。我国杜仲主要分布在秦岭以南山地，云南、贵州、四川、湖南、湖北、陕西、甘肃、广东、广西、河南、江西、安徽、浙江等省区均有，主要是秦巴山区、大娄山区、鄂西山区、武陵山区、伏牛山一桐柏山一大别山、浙赣皖交界山区、南岭山区。

杜仲一般采用局部剥皮法。

在清明至夏至间，选取生长15～20年以上的植株，按药材规格大小，剥下树皮，刨去粗皮，晒干，置通风干燥处。杜仲能够补肝肾，强筋骨，安胎；主治腰脊酸疼、足膝痿弱、小便余沥、阴下湿痒、胎漏欲堕、胎动不安。杜仲具有降压、利尿作用，使用杜仲浸剂，能使高血压患者血压有所降低，并改善头晕、失眠等症状。盐杜仲的制法是：先用食盐加适量开水溶化，取杜仲块或丝条，使与盐水充分拌透吸收，然后置锅内，用文火炒至微有焦斑为度，取出晾干，每杜仲100斤，用食盐3斤。

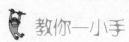
教你一小手

杜仲煨猪腰

杜仲10克，猪肾1个。猪肾剖开，去筋膜，洗净，用花椒、盐淹过；杜仲研末，纳入猪肾，用荷叶包裹，煨熟食。用于肾虚腰痛，或肝肾不足，耳鸣眩晕，腰膝酸软。

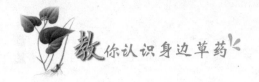

杜仲寄生茶

杜仲、桑寄生各等分。共研为粗末。每次10克，沸水浸泡饮。用于高血压而有肝肾虚弱，耳鸣眩晕，腰膝酸软者。

杜仲爆羊肾

杜仲15克，五味子6克，羊肾2个。杜仲、五味子加水煎取浓汁；羊肾剖开，去筋膜，洗净，切成小块腰花放碗中，加入前汁、芡粉调匀，用油爆炒至嫩熟，以盐、姜、葱等调味食。用于肾虚腰痛，遗精尿频。

三七的简历与功效

三七，别名开化三七、人参三七、田七、金不换、盘龙七。明代药学家李时珍称其为"金不换"，是中药材中的一颗明珠，清朝药学著作《本草纲目拾遗》中记载："人参补气第一，三七补血第一，故称人参三七。"三七分"春三七"和"冬三七"两种，在结籽之前采收的为春三七，结籽以后采收的为冬三七。以春三七的品质为佳，体重、色好、光滑、坚实而不空泡者最好。三七产于云南、广西、贵州、四川等省，以云南文山州和广西靖西县、那坡县所产的三七质量较好，是云南白药主要成分，花叶可当茶饮。

三七分为三七花、三七头(三七粉)、三七根，其中三七花每年6—8

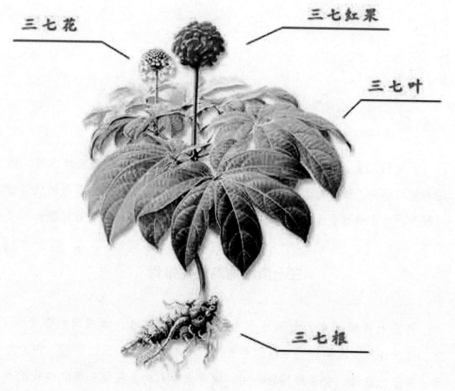

三七花　三七红果　三七叶　三七根

三　七

月份采摘，用于降血压、降血脂；三七粉是三七的头磨成的粉，用于心脑血管疾病；三七头即三七的根头部，用于心脑血管疾病；三七根主治理气、收涩、消肿、痢疾、腹泻、喉炎、劳伤、跌打损伤、红肿疼痛。三七能促进血液循环，扩张冠状动脉，降低心脏耗氧量，减轻心肌工作负担；主治散瘀止血、消肿定痛、各种内外出血（咯血、吐血、衄血、便血、崩漏、外伤出血）、胸腹刺痛、跌扑肿痛、胸闷、心绞痛、降低胆固醇和血脂。血虚或血热出血者禁用，对三七过敏者禁用。三七药膳是一种兼有药物功效和食品美味的特殊膳食，有三七须根炖鸡或炖排骨、三七炖螃蟹、三七药酒等。

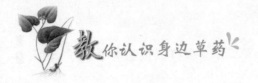

教你一小手

三七炖螃蟹

三七粉10克，与适量螃蟹（清刷干净）用文火炖，待蟹肉炖熟时，药汤与蟹肉同食，极有助于清热散血，舒筋活血，凡跌打损伤，瘀滞肿痛者皆可服食。助于清热散血，舒筋活血，凡跌打损伤，瘀滞肿痛者皆可服食。

三七须根炖鸡或炖排骨

将三七须根20克，放入冷水中浸泡20分钟左右，加鸡肉或排骨500克、盐少许用文火炖1~2小时即可食用。有益气养血、治疗崩漏、产后虚弱、自汗、盗汗、有滋阳强壮作用，治疗老年人的头风痛、腰肌酸软无力等症。

川芎的简历与功效

川芎，别名芎䓖、山鞠穷、香果、胡䓖、马衔芎䓖、雀脑芎、京芎、贯芎、抚芎、台芎、西芎，有特异清香，味苦，夏季当茎上的节盘显著突出，并略带紫色时采挖，除去泥沙，晒后炕干，再去须根。主产于四川都江堰、崇州；云南亦产，称作"云芎"。川芎祛风止痛，理气活血，长肉排脓；主治头痛眩晕、气滞肋痛、痹痛拘挛、月

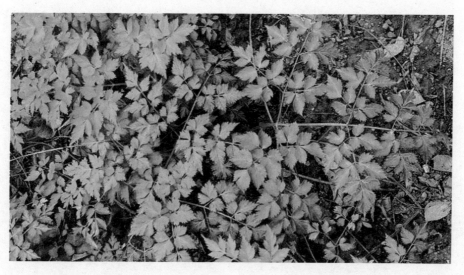

川　芎

经不调、痈疽肿痛等、痛经、经闭、难产、胞衣不下、产后恶露腹痛、跌打损伤肿痛、风寒湿痹、肢体麻木。用量每次3～9克。高血压性头痛、脑肿瘤头痛、肝火头痛，以及阴虚火旺者均忌食。川芎恶黄芪、山茱、狼毒，畏硝石、滑石、黄连，反黎芦。

川芎还有个动人的传说：唐朝初年，药王孙思邈带着徒弟云游到了四川的青城山，披荆斩棘采集药材。一天，师徒二人累了，便在混无顶的青松林内歇脚。忽见林中山洞边一只大雌鹤，正带着几只小鹤嬉戏。药王正看得出神，猛然听见几只小鹤惊叫，只见那只大雌鹤头颈低垂，双脚颤抖，不断地哀鸣。药王当即明白，这只雌鹤患了急病。第二天天刚亮，师徒又到青松林，在离鹤巢不远的地方，巢内病鹤的呻吟声清晰可辨。又隔了一天，药王师徒再次到青松林，已听不到病鹤的呻吟。抬头仰望，几只白鹤在空中翱翔，嘴里掉下一朵小白花，还有几片叶子。药王让徒弟捡起来保存好。几天过去了，雌鹤的身子已完全康复，药王观察到白鹤爱去混无顶峭壁的古洞，那儿长

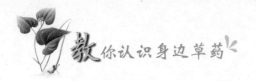

着一片绿茵，花、叶都与往日白鹤嘴里掉下来的一样。药王觉得雌鹤的病愈与这种药有关。经过实验，他发现这种植物有活血通经、祛风止痛的作用，便让徒弟携此药下山为病人对症治病，果然灵验。药王兴奋地随口吟道："青城天下幽，川西第一洞。仙鹤过往处，良药降苍穹。这药就叫川芎吧！""川芎"由此而得名。

第三章

众多的叶芽类中草药

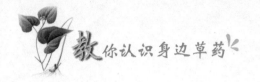

　　叶皮类中草药分为叶类中草药、皮类中草药两部分，主要使用的植物性中草药的叶子与皮。一般来说，叶类中药一般多用完整而已长成的干燥叶，多为单叶，少数用复叶的小叶，如番泻叶，有时还用嫩枝，如侧柏叶。在中药谱中使用到的叶皮类中草药主要有丹皮、甘草、艾叶、竹叶、芦荟、苏叶、陈皮、青皮、青蒿、茜草、姜黄、秦皮、荷叶、海藻、浮萍、通草、桑叶、紫草、椿皮、稻芽、大腹皮、马齿苋、马钱子、马兜铃、鞭草、五加皮、车前草、布渣叶、龙胆草、龙叶、石榴皮、仙鹤草、白薇皮、冬虫草、冬瓜皮、地骨皮、地胆草、西瓜皮、合欢皮、芸香草、苣荬菜、牡丹皮、两面针、吴茱萸、谷精草、连钱草、鸡骨草、苦楝皮、枇杷叶、败酱草、垂盆草、灯心草、金钱草、鱼腥草、狗肝菜、茯苓皮、夏天无、夏枯草、鸭跖草、倒扣草、菟丝子、急性子、蛇床子、益母草、桑白皮、桑寄生、猫爪草、鹿衔草、淫羊藿、淡竹叶、番泻叶、鼠曲草、蔓荆子、茺草、颠茄草、罗布麻叶、臭梧桐叶、紫背天葵、鹅不食草、雪上一枝蒿、鹰不泊、十大功劳、海金沙、救必应、大蓟、马勃、天冬、天麻、木耳、石韦、龙葵、竹茹、青黛、昆布、厚朴、扁蓄、辣蓼、熟地、爵床、千里光、小飞扬、火炭母。本章就来列举介绍一些此类草药的来历、性状、功效等信息。

翠雀的简历与功效

翠雀，别名大花飞燕草、鸽子花、百部草、鸡爪连、飞燕草、干鸟草、萝小花、扎杠。因其花形别致，酷似一只燕子，故名飞燕草、鸽子花；全草及种子可入药治牙痛。翠雀原产欧洲南部，生于森林草原、山地草原及典型草原带的草甸草原、沙质草原及灌丛中、山地草甸及沟谷草甸等处，主要分布于兴安北部、兴安南部、兴安岭东、兴安岭西、科尔沁、辽河平原、燕山北部、阴山、阴南丘陵，以及云南、山西、河北、宁夏、四川、甘肃、新疆、西藏等地。

翠雀花是夏季采收全草，除去杂质，洗净泥土，晒干，切段备用；秋季采挖根，洗净泥土，晒干备用。主治泻火止痛、杀虫、抗菌除湿、治癣、风热牙疼，灭头虱、灭蝇蛆，其中治风热牙疼的配方是飞燕草五分至一钱。水煎含漱，不可咽下；治疥癣的配方是飞燕草配苦参研末调擦；治头虱的配方是鲜鸡爪连全草，捣碎，水浸洗头。翠雀花全草及种子可入药治牙痛，茎叶浸汁可杀虫。翠雀花外用适量，煎水含漱，或捣汁浸洗，或研末水调擦患处；不作内服用。

仙人掌的简历与功效

仙人掌，别名仙巴掌、凤尾筋、龙舌、平虑草、神仙掌、观音刺、霸王树、火焰、火掌、玉芙蓉、牛舌头，原产南北美洲热带、

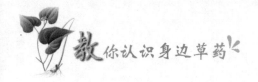

亚热带大陆及附近一些岛屿，部分生长在森林中。一般来说，多浆植物多原产南非，因此南非有"多浆植物宝库"之称。仙人掌有"沙漠英雄花"的美誉，尤以墨西哥分布的种类最多，素有"仙人掌王国"之称，仙人掌被墨西哥人誉为"仙桃"。哥伦布1496年发现新大陆之后，1540年由海员从南美洲的加勒比海岛屿上将仙人掌带进欧洲，1669年传入日本。明朝末年，仙人掌被引入我国。

仙人掌清热解毒，散瘀消肿，健胃止痛，镇咳；用于胃、十二指肠溃疡，急性痢疾，咳嗽；外用治流行性腮腺炎，乳腺炎，痈疖肿毒，蛇咬伤，烧烫伤，痢疾，痔血，咳嗽，喉痛，肺痈，乳痈，疔疮。用量为鲜品1~2两；外用鲜品适量，去刺捣烂敷患处。刺内含有毒汁，人体被刺后，易引起皮肤红肿疼痛、搔痒等过敏症状。食用仙人掌是含有维生素B_2和可溶性纤维最高的蔬菜之一，含有人体必需的8种氨基酸和多种微量元素，有清热解毒、健胃补脾、清咽润肺、养颜护肤等作用，对肝癌、糖尿病、支气管炎有明显治疗作用。

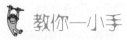教你一小手

仙人掌太白鸭

材料：鸭一只，仙人掌200克，枸杞子25克，三七片15克，黄酒200克，葱结50克，姜片15克，胡椒粉1克，盐10克，味精5克。

做法：将鸭宰杀洗净，沸水中略焯取出，清水中洗净血水，沥干水斩去鸭脚。用黄酒、盐、胡椒粉将鸭内外擦抹均匀略腌渍。将鸭放入砂锅，加葱结、姜片、酒、鲜汤、枸杞子、三七片，用皮纸封严砂锅口。将他放入笼内，旺火蒸约3小时左右，至烂，取出，揭去皮纸，拣去葱结、姜

片，放入切成丁的仙人掌及盐、味精，盖上盖，再蒸10分钟左右取出即成。适合于年老体弱、病后乏力、疲劳过度。

仙人掌马铃薯双丁

材料：仙人掌200克，马铃薯500克，盐8克，味精5克，姜丝5克，蒜泥5克，色拉油、橄榄油各适量。

做法：将马铃薯洗净去皮切丁。油锅烧热，放入姜丝、蒜泥煸香，然后加入马铃薯煸炒，至八成熟时再加入仙人掌丁翻炒，加盐、味精炒至熟而入味，起锅时再淋入橄榄油即可。适于中老年人食用。

芦荟的简历与功效

芦荟中的"芦"为黑的意思，"荟"是聚集的意思，因叶子切口滴落的汁液呈黄褐色，遇空气氧化变成黑色又凝为一体，所以称"芦荟"。芦荟原产非洲热带干旱地区，在云南元江、印度、马来西亚、非洲大陆和热带地区都有野生芦荟分布。芦荟分为库拉索芦荟、斑纹芦荟及好望角芦荟。库拉索芦荟原产非洲产北部地区；斑纹芦荟在我国福建、广东、广西、四川、

云南及台湾等地有栽培；好望角芦荟分布于非洲南部地区。中国芦荟，又称斑纹芦荟，是库芦荟的变种；产于福建、广东、广西、云南、四川、台湾、海南等地。

迄今3500年前芦荟就已被当作药用植物。公元前1世纪，罗马御医蒂俄斯可利蒂斯著有医书《克利夏本草》，书中把芦荟称为万能药草。《新约圣经》中记载人们埋葬耶稣时，将香根芹与芦荟混合后涂

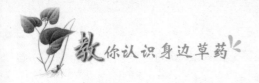

在其身上。后来芦荟通过丝绸之路传到中国，《本草纲目》里出现芦荟。第二次世界大战后，世界各地的学者开始发现芦荟的药理作用。芦荟具有药用和美容价值，嫩叶可食用。芦荟酊是抗菌很强的物质，能杀灭真菌、霉菌、细菌、病毒等病菌，能抗杀白喉菌、破伤风菌、肺炎菌、乳酸菌、痢疾菌、大肠菌、黑死病菌、霍乱菌，以及引发中耳炎、膀胱炎、化脓症、麻疹、狂犬病、小儿麻痹、流行性脑炎等疾病的病菌。芦荟是溃疡病、心血管病、糖尿病、癌症患者的健康食品，也是女士、肥胖者的佳品。芦荟有苦味，加工前应去掉绿皮，水煮3~5分钟，即可去掉苦味。但每天不应超过30克。

芦荟主治肝火头痛，目赤肿痛，烦热惊风，热结便秘，虫积腹痛，小儿疳积，湿疮疥癣，痔瘘。芦荟富含烟酸、维生素B6等，有抗炎、修复胃黏膜和止痛的作用，有利于胃炎、胃溃疡的治疗，能促进溃面愈合。对于烧、烫伤也有抗感染、助愈合的功效；还富含铬元素，能调节体内的血糖代谢，是糖尿病人的理想食物和药物；富含生物素，是美容、减肥、防治便秘的佳品；各种慢性病如高血压、痛风、哮喘、癌症等，在治疗过程中配合使用芦荟可增强疗效，加速机体的康复。但脾胃虚寒、食少便溏及孕妇，禁服。

甘草的简历与功效

甘草，别名甜草根、红甘草、粉甘草、美草、国老、粉草、甜草、甜根子、棒草、国老草、蜜草、蜜甘、甜甘草、蕗草、灵通、灵草、主人、大嗷、偷蜜珊瑚肉；喜阳光充沛，日照长，气温低的干燥气候；用种子或根茎繁殖，多生长在干旱、半干旱的荒漠草原、沙漠边缘和黄土丘陵地带。甘草商品分为东甘草和西甘草，东甘草又名东草，产于东北、河北、山西等地；西甘草又名西草，产于甘肃、内蒙古、青海、陕西、新疆等地。另外还有梁外草（产于内蒙古伊克昭盟杭锦旗）、王爷地草（产于宁夏阿拉普左旗）、西镇草（产于内蒙古伊克昭盟鄂托克旗及宁夏陶东）、上河川草（产于内蒙古伊克昭盟拉达特旗）、边草（产于陕西靖边、定边）、西北草（产于甘肃民勤、庆阳、张披、玉门）、下河川草（产于内蒙古土默特旗、托克托）、东北草（产于内蒙古东部，辽宁昭乌达盟，吉林哲盟、黑龙江呼盟）、新疆草。另外，皮甘草又名带皮甘草、带皮草、皮草；粉甘草又名刮皮甘草、刮皮草、白粉草、粉草，为采收加工后刮去栓皮，切成长段；把甘草，为在加工过程中切成长段，扎成把；甘草节，又名粉草节、草节，为甘草根及根茎中充填有棕黑色树酯状物质的部分；甘草头，又名疙瘩革、疙瘩头，为甘草根茎上端的芦头；甘草梢，又名草梢、生草梢，为甘草根的末梢部分或细根。甘草以皮细而紧、质竖体重、红棕色、粉性大、甜味浓、干燥无杂质，为佳。甘草还用于食品工业，精制糖果、蜜饯和口香糖。甘草浸膏是制造巧克力的乳化剂，还能增加啤酒的酒味及香味，提高黑啤酒的稠度和色泽。

甘草为众药之王，二千多年前的《神农本草经》就将其列为药之上乘。南朝医学家陶弘景将甘草尊为"国老"，即帝师之称。春、秋季采挖，除去须根，晒干。甘草依取材部位和质量优劣，茎分"两草"，根分"五节"，即茎分白粉草（鲜草剥去外皮者）、大草（适于药用之茎）；根五节是大节、中节、小节、毛条、疙瘩头。甘草补脾益气，清热解毒，祛痰止咳，缓急止痛，调和诸药，解痉抗癌；用于脾胃虚弱，倦怠乏力，心悸气短，咳嗽痰多，脘腹、四肢挛急疼痛，痈肿疮毒，缓解药物毒性、烈

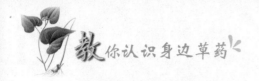

性。甘草对误食毒物（毒蕈），药物中毒（敌敌畏、喜树碱、顺铂、咖啡因、巴比妥）均有一定的解毒作用，能缓解中毒症状。内服煎汤，每次3～9克；外用煎水洗渍或研末敷。不宜与京大戟、芫花、甘遂、海藻，不可与鲤鱼同食，同食会中毒。与大豆合用有解毒的功效。

艾叶的简历与功效

艾叶，别名艾、冰台、艾蒿、医草、大艾叶、杜艾叶、萎蒿、灸草、蕲艾、黄草、家艾、甜艾、草蓬、艾蓬、狼尾蒿子、香艾、野莲头、火艾、五月艾、阿及艾、陈艾、灰草，生长于路旁、草地、荒野等处，分布于黑龙江、吉林、辽宁、河南、河北、山东、安徽、江苏、浙江、广东、广西、江西、湖南、湖北、四川、贵州、云南、陕西、甘肃等地。植物的果实亦供药用。春、夏季，花未开、叶茂盛时采摘，晒干或阴干。艾叶主治心腹冷痛，泄泻转筋，久痢，吐衄，下血，月经不调，崩漏，带下，宫冷不孕，吐血，血肤瘙痒，胎动不安，痈疡，疥癣。

治疗卒心痛的配方是白艾成熟者三升，以水三升，煮取一升，去滓，顿服之；治脾胃冷痛的配方是白艾末煎汤服，二钱；治肠炎、急性尿道感染、膀胱炎的配方是艾叶二钱，辣蓼二钱，车前一两六钱。水煎服，每天一剂，早晚各服一次；治忽吐血一、二口，心衄，内崩的配方是熟艾三鸡子许，水五升，煮二升服；治鼻血不止的配方是艾灰吹之，亦可以艾叶煎服；治功能性子宫出血，产后出血的配方是艾叶炭一两，蒲黄、蒲公英各五钱。每日一剂，煎服二次；治头风面疮，痒出黄水的配方是艾二两，醋一升，砂锅煎取汁，每薄纸上贴之，一日三次；治湿疹的配方是艾叶炭、枯矾、黄柏等分。共研细末，用香油调膏，外敷。

陈皮的简历与功效

陈皮，别名橘皮、贵老、红皮、黄橘皮、广橘皮、新会皮、红橘、大红袍、川橘，为橘子的干燥成熟果皮。橘常栽培于丘陵、低山地带、江河湖泊沿岸或平原，分布于长江以南各地区。10至12月果实成熟时，摘下果实，剥取果皮，阴干或通风干燥。橘皮入药以陈久者为良，故名陈皮、贵老、红皮、陈皮。陈皮药材分为"陈皮"和"广陈皮"，以片大、色鲜、油润、质软、香气浓、味甜苦辛为佳。

陈皮根据炮制方法不同分为陈皮、炒陈皮、陈皮炭、土炒陈皮、盐陈皮、炙陈皮；治脾胃气滞湿阻、胸膈满闷、脘腹胀痛、不思

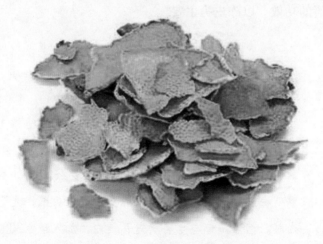

陈　皮

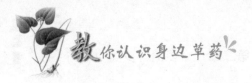

饮食、呕吐秽逆、二便不利、肺气阻滞、咳嗽痰多、乳痈初起，鱼蟹毒，酒毒。陈皮含有挥发性芳香油，橘皮浴能怡情养性。将晒干的橘皮装入布袋，放在洗浴水中浸泡一会，然后洗浴，可使浴水清香诱人，出浴后心情舒畅，精神倍增，皮肤滑润舒适。鲜橘皮有农药和保鲜剂污染，用它泡水对健康产生不良影响。

柑皮以贮藏的时间越久越好，故称"陈皮"，以广东所产为佳，"广陈皮"又以新会陈皮为上品，有润心肺、清热、化痰止咳等功效。陈皮在药用上有理气、健胃、燥湿、祛痰的功效。以陈皮为主要成分配制的中成药，如川贝陈皮、蛇胆陈皮、甘草陈皮、陈皮膏、陈皮末等，是化痰下气、消滞健胃的良药。在食品方面，新会陈皮梅、陈皮鸭、陈皮酒，其色、香、味都具特色。制作菜肴加入陈皮，使菜肴特别可口。制作绿豆沙、红豆粥加入陈皮，味道分外芳香。用陈皮五钱、山楂三钱、甘草一钱、丹参二钱，以1500毫升煮沸，小火再煮20分钟，过滤即可饮用，有降低胆固醇及血脂作用。但有发热、口干、便秘、尿黄等症状者，不宜饮用陈皮水。陈皮不宜与半夏、南星同用；不宜与温热香燥药同用。

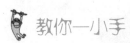教你一小手

青萝卜陈皮煲鸭汤

材料：青萝卜600克、陈皮1／4个、鸭1只、生姜2~3片。

做法：青萝卜去皮、洗净、切厚片；陈皮浸泡，去瓤；光老鸭切去尾部及去脚，去内脏。然后一起与生姜放进瓦煲内，加入清水3000毫升（约12碗水量），先用武火煲沸后，改为文火煲约两个半小时，调入适量食盐

和生油便可。

荷叶的简历与功效

荷叶别名莲叶、鲜荷叶、干荷叶、荷叶炭，为莲的干燥叶；6～9月采收，晒至七八成干，除去叶柄，对折成半圆形或扇形，晒干，置通风干燥处，防蛀。莲生于水泽、池塘、湖沼或水田内，广布于全国各地。荷叶微有清香气，味微苦，以叶大、整洁、色绿者为佳。荷叶具有消暑利湿，健脾升阳，散瘀止血的功效；主治暑热烦渴，头痛眩晕，水肿，食少腹胀，泻痢，白带，脱肛，吐血，衄血，咯血，便血，崩漏，产后恶露不净，损伤瘀血。荷叶畏桐油、茯苓、白银。

体瘦、气血虚弱者，慎服。

治疗黄水疮的配方是荷叶烧炭，研成细末，香油调均，涂敷于患处，一日二次，有特效；治疗腹泻的配方是荷叶洗净，置锅内焖炒成炭，放凉研成细末，取10～15克用白糖冲服，日服3次，数日即愈；漆疮的配方是干燥荷叶500克，用水5000毫升，煮至2500毫升，擦洗患处，并用贯众末和油涂患部，每日2次，数次即愈；水肿的配方是枯萎荷叶，烧干研末，每次服10克，小米汤冲服，日服3次。

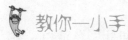
教你一小手

荷叶粉蒸肉

材料：猪肋条肉400克，粳米150克，鲜荷叶两大张，葱段25克、酱油

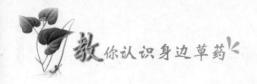

60克、甜面酱40克，味精2.5克，丁香、茴香、桂皮各1.5克，姜丝25克、白糖20克、黄油35克、麻油25克。

做法：将粳米淘净沥干，与丁香、茴香、桂皮一同入锅，炒至金黄色后，倒出，趁热磨成粉；将猪肋条肉刮去细毛，拆去骨洗净，切成6厘米长、1厘米厚的片，再在厚片中间横批一刀至皮，放入盛器内，加姜、葱、酱油、白糖、甜面酱、味精拌匀，腌1小时，使其入味。再加上粳米粉、麻油，使肉均匀地粘上一层米粉。鲜荷叶洗净，一叶切成四块；取1只搪瓷盆，盆底铺上鲜荷叶，将肉一块块地排入盆内，上面再盖上荷叶，上笼用旺火蒸三小时，蒸至肉酥即成。

通草的简历与功效

通草，别名寇脱、离南、活莌、倚商、葱草、白通草、通花、花草、大通草、通大海、泡通、五加风、宽肠、大通塔、大木通、五角加皮、通花五加、大叶五加皮，分布于福建、台湾、广西、湖南、湖北、云南、贵州、四川等地。根、花蕾、花粉亦供药用，秋季采收，选择生长2～3年的植株，割取地上茎，截成段，趁鲜时取出茎髓。将茎髓加工制成的方形薄片，称为方通草；加工时修切下来的边条，称为丝通草。朱通草的制法是：取通草片，置盆内喷水少许，微润，加朱砂细粉，撒布均匀，并随时翻动，至外面挂匀朱砂为度，取出，晾干。一般是通草10斤，用朱砂10两。

通草以条粗壮，色洁白，有弹性，空心有隔膜者为佳。通草主治小便不利，诸淋涩痛，水肿，黄疸，湿温病，产后乳少，乳汁不

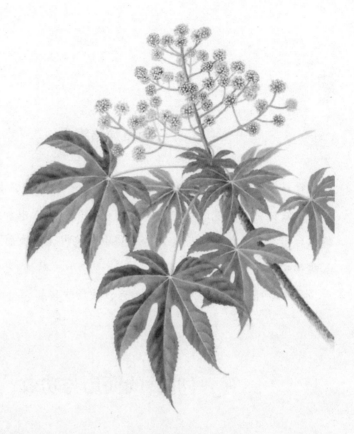

通　草

下，目昏耳聋，鼻寒失音，经闭带下。通草治疗小便不利，水肿时，可与茯苓皮、泽泻白术等配伍；治疗产后气血不足、乳少、乳汁不通时，可与猪蹄、穿山甲、川芎、当归等配伍；用于湿热内蕴，小便短赤或淋沥涩痛之症时，可配木通、滑石；治疗湿温病症时，可配薏苡仁、蔻仁、竹叶；用于乳汁稀少时，可与猪蹄、穿山甲、川芎、甘草等煎汤服用。

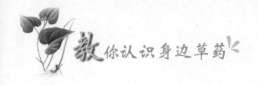
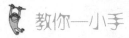
教你一小手

通草炖猪脚

材料：通草1钱，灸甘草2钱，猪脚2只，香菇5朵，姜3片。

做法：将猪脚洗净切块，香菇切半备用。滚水中加入姜片，快速川烫猪脚后捞起，通草洗净后装入纱布袋中。将以上所有材料及灸甘草一起放入炖锅中，用1500毫升的水，大火滚后，小火熬炖1小时，待猪脚熟透后，调味即可熄火。将通草捞起丢弃，饮汤吃猪脚。

马兜铃的简历与功效

马兜铃，别名青木香、催生草、天星藤、天仙藤、三百两银药、独行根、马兜零、马兜苓、兜铃、水马香果、葫芦罐、铃铛、蛇参果，野生路旁与山坡；分布于黄河以南至长江流域，南至广西。马兜铃分为北马兜铃（又名圆叶马兜铃，生于山沟、溪边或林缘的灌木丛间，分布于吉林、黑龙江，辽宁、河北、河南、内蒙古、山西、陕西、甘肃、山东等地）、马兜铃（生于山坡丛林中，分布于河南、山东、安徽、江苏、浙江、广西、江西、湖南、湖北、四川、贵州等地），在甘肃用大叶马兜铃的果实入药。

马兜铃有毒，其提取物用于催产、治疗毒蛇咬伤。马兜铃为清肺镇咳化痰药；其茎药材名天仙藤，能祛风活血；根药材名青木香，有解毒、利尿、理气止痛的功效。马兜铃能够清肺降气，止咳平喘，清肠消痔；用于肺热喘咳，痰中带血，肠热痔血，痔疮肿痛。马兜铃内服煎汤，每次1～3钱。但虚寒咳喘、脾弱便泄者，慎服。

龙胆草的简历与功效

龙胆草，别名龙胆、苦胆草、胆草、苦地胆、埔地胆、苦草、圆骨苦草、散血草、苦龙胆草、地胆草、胆草、山龙胆、四叶胆、水龙胆；除去杂质，洗净，润透，切段，干燥。龙胆有北龙胆、南龙胆之分，北龙胆主产于黑龙江、吉林、辽宁、内蒙古东北部，南龙胆主产于云南、贵州、湖北、湖南、安徽、浙江、河南、广西、广东、新疆。龙胆草清热燥湿，泻肝胆火；用于湿热黄疸，阴肿阴痒，带下，强中，湿疹瘙痒，目赤，耳聋，胁痛，口苦，惊风抽搐。配以柴胡、山栀、黄芩，清肝泻火；配木通、车前子、泽泻，清利湿热；配黄连、牛黄、钩藤，泻火定惊；配茵陈、郁金、黄柏，利湿退黄。内服煎汤，6～9克；外用适量，煎

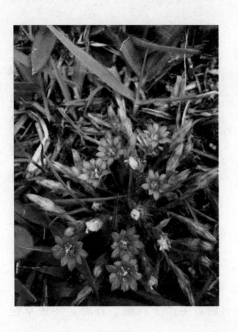

龙胆草

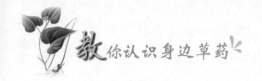

水洗，或研末调搽。体质虚寒无热者忌服，孕妇慎服。

龙胆草治热病腹痛的配方是龙胆草30克，捶盐取汁服；治热痢的配方是龙胆草、木棉花各15克，红猪母菜30克，水煎服；治目赤肿痛的配方是龙胆草15～30克，水煎，冲红糖服，渣捶烂贴眼，中留一孔；治腮腺炎的配方是龙胆草、鸭舌草各适量，加红糖共捶烂，贴患处；治妇女乳痛的配方是龙胆草、蒲公英、灯笼草各适量，共捶烂，贴患处；治皮肤刀伤肿痛的配方是龙胆草适量，加茶油，捶烂，贴患处；治皮肤疮疡红肿热毒的配方是龙胆草适量，加红糖，捶烂，贴患处。

冬虫草的简历与功效

冬虫草，别名冬虫夏草、虫草、夏草冬虫，是真菌冬虫夏草寄生在蝙蝠蛾科昆虫幼虫上的子座及幼虫尸体的复合体。冬虫夏草主要生长在高海拔的森林草甸或草坪上；一般来说，生长在森林草甸上的冬虫夏草颜色以暗黄棕色为主，生长在草原上的则以黄棕色为主；前者主产于四川、云南、甘肃产，后者主产于西藏、青海。冬虫草挖起后，在虫体潮湿未干时，除去外层的泥土及膜皮，晒干；微臭，味淡，以虫体色泽黄亮、丰满肥大、断面黄白色、菌座短小为佳；海拔越高，虫草质量越好。以西藏那曲、青海玉树所产的冬虫夏草质量最佳，另外，青海果洛、西藏昌都、四川阿坝、青海海东、西藏的林芝均可。青海、云南迪庆与怒江是我国虫草的主要产地。

冬虫夏草是种名贵滋补中药材，与天然人参、鹿茸，并列为三大滋补品。常见的仿冒虫草有地蚕（外表淡黄色）、凉山虫草（呈黄棕色至黄褐色）、霍克斯虫草（又称亚香棒虫草，虫体表面灰黄色，足明显可见）、白僵蚕（呈灰黄色，覆有白色粉霜状物）、压模虫草（用面粉、玉米粉、石膏粉等模压而成，虫体光滑，呈黄白色，环纹特别明显，质重）。冬虫夏草有十大功效，是唯一的能同时平衡、调节阴阳的中药，其功效是调节免疫系统、抗肿瘤、提高细胞能量、抗疲劳、调节心脏功能、调节肝脏功能、调节呼吸系统功能、调节肾脏功能、调节造血功能、调节血脂、减轻动脉粥样硬化、抗病毒、调节中枢神经系统功能、调节性功能、抗炎、抗放射及镇静等。

冬虫草主治痰饮喘嗽、虚喘、痨嗽、咯血、自汗盗汗、阳痿遗精、腰膝酸痛、病后久虚不复。服用冬虫夏草要因人因病而异，或单药服用，或配合他药同用。可煎水、炖汤、做成药膳，也可泡酒、泡茶。一般来说，有腰痛虚弱、梦遗滑精、阳痿早泄、耳鸣健忘、神思恍惚诸症，可用冬虫夏草每次2克，研末，空腹送服，每日早晚各一次。也可用冬虫夏草5克，配杜仲、川断煎汤饮服；属病后体虚、容易感冒、畏寒自汗，可用虫草与鸡、鸭、牛、猪、羊肉等炖服；肾虚腰痛，阳痿遗精，可单用浸酒服用，或配伍淫羊藿、巴

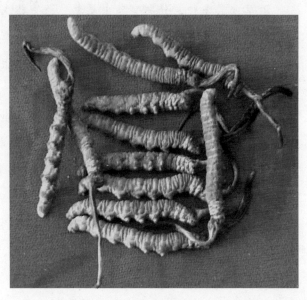

虫草

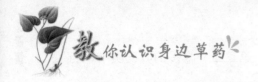

戟天、菟丝子等同用；肺虚或肺肾两虚，劳嗽痰血，常配北沙参、川贝母、阿胶等；喘咳短气，常与人参、胡桃肉、蛤蚧等同用。

总之，老年慢性支气管炎，肺气肿，肺结核，支气管哮喘，咳嗽气短，虚喘咯血者；体虚多汗，自汗，盗汗者；病后虚弱，久虚不复，衰劳体弱，以及各种慢性消耗性病人；肾气不足，腰膝酸痛，阳痿遗精者；癌症患者及放疗化疗后；糖尿病人，红斑狼疮，慢性肾炎以及再生障碍性贫血和白血球减少患者，均宜食，值得注意的是，冬虫夏草忌萝卜。

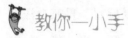 教你一小手

冬虫夏草的种类

虫草分很多种，分别有冬虫夏草、亚香棒虫草、凉山虫草、新疆虫草、分枝虫草、藿克虫草、蛹虫草、武夷山虫草、龙洞虫草、张家界虫草、大塔顶虫草、多壳虫草、柔柄虫草、下垂虫草、江西虫草、四川虫草、尖头虫草、巴恩虫草、贵州虫草、赤水虫草、革翅目虫草、拟布班克虫草、珊瑚虫草、娄山虫草、巴恩虫草、鼠尾虫草、绿核虫草、泽地虫草、茂兰虫草、布氏虫草、高雄山虫草（淡黄蛹虫草）、球头虫草、金龟子虫草、螳螂虫草、沫蝉虫草、柄壳虫草、拟茂兰虫草、细虫草（黑锤虫草）、发丝虫草、金针虫虫草、日本虫草、辛克莱虫草、喙壳虫草、拟暗绿虫草、峨眉虫草、粉被虫草、大邑虫草、叉尾虫草、杪椤虫草、蜻蜓虫草、蚁虫草、罗伯茨虫草、九州虫草、细柱虫草、戴氏虫草、变形虫草、稻子山虫草、双梭孢虫草、古尼虫草等。其中完全野生的冬虫夏草分为青海草、藏草、滇草、甘肃草、炉草、灌草。

冬瓜的简历与功效

冬瓜，瓜形如枕，又叫枕瓜，产于夏季。冬瓜起源于中国、印度，分布于亚洲的热带、亚热带及温带地区，栽培以中国、东南亚和印度等为主。冬瓜清热，养胃生津，消痈行水，治胀满，泻痢霍乱，解鱼、酒毒；富含糖类、蛋白质、维生素C，对护肤美白有作用。冬瓜皮为冬瓜的外皮。冬瓜皮，别名白瓜皮、地芝、枕瓜。食

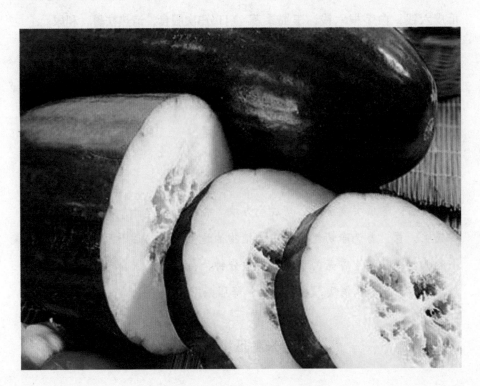

冬　瓜

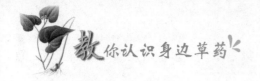

用冬瓜时，收集削下的外果皮，晒干。以皮薄、条长，色灰绿、有粉霜，干燥、洁净为佳。

冬瓜皮能够利水消肿，用于小便不利，暑热口渴，小便赤短，腹泻，痛肿。但因营养不良而致之虚肿，慎用。冬瓜皮内服煎汤，每次15～30克；外用煎水洗或研末调敷。冬瓜皮治肾脏炎，小便不利，全身浮肿的配方是冬瓜皮六钱，西瓜皮六钱，白茅根六钱，玉蜀黍蕊四钱，赤豆三两。水煎，一日三回分服；治损伤腰痛的配方是冬瓜皮烧研，酒服；治咳嗽的配方是冬瓜皮五钱，蜂蜜少许，水煎服；治巨大荨麻疹的配方是冬瓜皮水煎，当茶喝；治跌扑伤损的配方是干冬瓜皮、真牛皮胶各30克。入锅内炒存性，研末，每服15克，好酒热服，饮酒一杯，用厚盖取微汗。冬瓜皮水的做法是冬瓜皮50克，煮汤3大碗，1日分3次服食，清热祛暑、利尿。

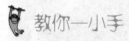 教你一小手

冬瓜香菇菜

材料：冬瓜皮100克，香菇50克，调味品适量。

做法：冬瓜去皮洗净，切成小方块。香菇用水发开，去蒂柄，洗净，切成丝。葱、姜洗净切丝。锅中放植物油适量，烧热后下葱、姜爆香，再下冬瓜、香菇和泡香菇的水，焖烧数分钟，待熟时调入食盐、味精等，翻炒几下即可。下气消痰，利水渗湿，降脂减肥。

薏米冬瓜排骨汤

材料：薏米30克、排骨250克、冬瓜300克、香菇数朵，盐、鸡精适

量，姜一片。

做法：瓦煲内盛适量的水，将薏米、排骨洗净，冬菇泡发，一起放入（如果想让汤清一些，可先将排骨飞水，去除血水后再放入），大火烧开后，撇去浮沫，放入冬瓜、姜，盖上煲盖，水开后关小火，煲五十分钟左右，加入盐和鸡精调味即可。具有利尿、清暑、美白的效果。

鱼腥草的简历与功效

鱼腥草，别名岑草、蕺、蒆菜、紫背鱼腥草、紫蕺、蒆子、臭猪巢、侧耳根、猪鼻拱、猪鼻孔、九节莲、折耳根、肺形草、臭腥草、折耳根、重药、狗贴耳、鱼鳞真珠草、猪姆耳、秋打尾、狗子

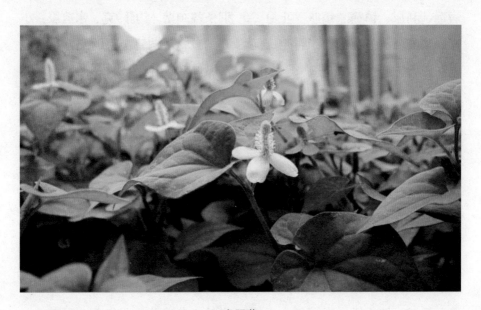

鱼腥草

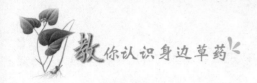

耳、臭草、野花麦、臭菜、热草、臭质草、臭牡丹、臭灵丹、辣子草、奶头草、草撮、红桔朝、臭蕺、节节根、蕺儿根、摘儿根，生长在背阴山坡、村边田埂、河畔溪边及湿地草丛中；分布于陕西、甘肃及长江流域以南各地。在西双版纳，鱼腥草是种常见的野生蔬菜。鱼腥草能够提高机体免疫力、抗菌（比如对溶血性的链球菌、金黄色葡萄球菌、流感杆菌、卡他球菌、肺炎球菌、大肠杆菌、痢疾杆菌、伤寒杆菌有明显的抑制作用）、抗病毒、利尿、镇痛、镇咳、止血、抑制浆液分泌、促进组织再生、促进红皮病与银屑病好转等。

鱼腥草主治肺痈吐脓、痰热喘咳、喉哦、热痢、痈肿疮毒、热淋、痔疮便血、脾胃积热、肺炎、

咯血、上呼吸道感染、慢性支气管炎、感冒发烧、肺癌、宫颈糜烂、肾病综合征、鼻炎、化脓性中耳炎、流行性腮腺炎等。内服煎汤，每次15～25克，不宜久煎；外用适量，捣敷或煎汤熏洗。鱼腥草治肺痈吐脓的配方是鱼腥草36克（鲜草），桔梗12克，甘草6克，水煎服；治肺热咳嗽、咯痰带血、急性支气管炎、肺结核的配方是鱼腥草鲜草36克，甘草6克，车前草30克，水煎服；治小儿高热惊风、大人肺炎、热咳气急的配方是鱼腥草、黄荆条各30克，钩藤9克，水煎服，小儿酌减；治遍身生疮的配方是鱼腥草嫩叶和米粉做成饼，油煎食之；治痈疖发背，疔疮肿毒的配方是用湿纸包裹鲜鱼腥草，置于灰火中闷熟，取出捣烂，涂敷患处。

狗肝菜的简历与功效

狗肝菜，别名金龙棒、猪肝菜、青蛇、路边青、麦穗红、青蛇仔、野辣椒、羊肝菜、土羚羊、假米针、紫燕草、假红蓝、野青仔、

六角英、九头狮子草、九节篱、化痰青、绿豆青、竹叶青、肝火草、小青；生于村边园中、草丛中；分布于广西、广东、福建、安徽等地；夏、秋采收，晒干，或取鲜草使用。狗肝菜清热，凉血，利尿，解毒；主治热病斑疹，便血，溺血，小便不利，感冒高热，斑疹发热，流行性乙型脑炎，风湿性关节炎，眼结膜炎，吐衄血，便血，尿血，崩漏，肺热咳嗽，咽喉肿痛，肝热目赤，小儿惊风，带下，蛇犬咬伤，肿毒疗疮。外用治带状疱疹，疖肿。

狗肝菜内服煎汤，每次1~2两。外用捣敷或熬膏贴。狗肝菜治疗痈疽肿毒的配方是鲜狗肝菜120克，水煎服，另取鲜狗肝菜捣烂外敷患处；治喉炎、急性扁桃体炎的配方是鲜狗肝菜、马鞭草各30克，醉浆草20克，水煎加醋服；治白带、崩漏的配方是狗肝菜120克，猪瘦肉120克，水炖，服汤食肉；治形积的配方是鲜狗肝菜根30克，爵床15克，水煎服；治毒蛇咬伤的配方是狗肝菜、青木香根、犁头草（均鲜）各适量，捣烂外敷。

益母草的简历与功效

益母草，别名益母蒿、益母艾、红花艾、坤草、茺蔚、三角胡麻、四楞子棵、野麻、九塔花、山麻、九节草；益母草子，别名茺蔚子、益母草子、坤草子、小胡麻；生于山野荒地、田埂、草地等，全国大部分地区均有分布。鲜品春季幼苗期至初夏花前期采割；干品夏季茎叶茂盛、花未开或初开时采割，晒干，或切段晒干。鲜益母草的制法是除去杂质，迅速洗净；干益母草的制法是除去杂质，迅速洗净，润透，切段，干燥。益母草具有活血、祛淤、调经、消水的功效；主治妇女月经不调，胎漏难产，胞衣不下，产后血晕，瘀血腹痛，崩中漏下，尿血、泻血、痈肿疮疡，痛经，经闭，恶露不尽，水肿尿少，急性肾炎水肿；益母草嫩茎叶治月经不调、浮肿下水、尿血、泻血、痢疾、痔疾。益母草还能增强免疫细胞活力、缓和动脉粥样硬化、抗氧化、防衰老、抗疲劳、抑制癌细胞增生、益颜美容。益母草用量每次干品9～30克，鲜品12～40克，孕妇禁用。

益母草是历代医家用来治疗妇科病的要药，其治痛经的配方是益母草30～60克、延胡索20克、鸡蛋2个，加水同煮，鸡蛋熟后去壳再煮片刻，去药渣，吃蛋饮汤。经前，每天一次，连服5～7次；治闭经的

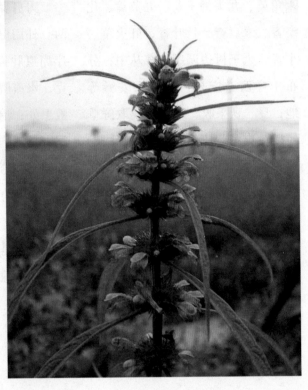

益母草

配方是益母草90克、橙子30克、红糖50克水煎服。每天一次，连服数次；治功能性子宫出血的配方是益母草50克、香附15克，鸡蛋2个，加水适量同煮，熟后去蛋壳再煮片刻，去药渣，吃蛋饮汤。每天一次，连服4～5天；治产后腹痛的配方是益母草50克、生姜30克、大枣20克、红糖15克，水煎服，每天一

剂；治恶露不绝的配方是益母草50克、黑木耳10克、白糖50克，水煎服，每天一剂。

淫羊藿的简历与功效

淫羊藿，别名刚前、仙灵脾、仙灵毗、放杖草、弃杖草、千两金、干鸡筋、黄连祖、三枝九叶草、牛角花、铜丝草、铁打杵、三叉骨、肺经草、铁菱角、羊合叶、洋火叶、三角莲、三叉风、羊角风，另外还有大叶淫羊藿（又名淫羊藿）、小叶淫羊藿（又名心叶淫羊藿）、箭叶淫羊藿。淫羊藿生长于多荫蔽的树林及灌丛中，分布于黑龙江、吉林、辽宁、山东、江苏、江西、湖南、广西、四川、贵

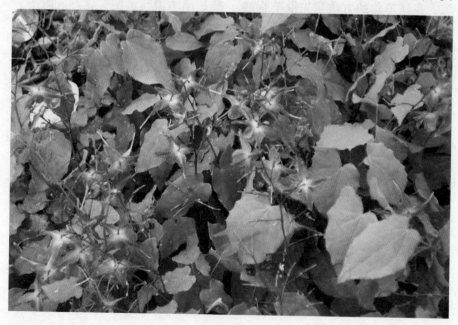

淫羊藿

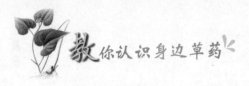

州、陕西、甘肃；心叶淫羊藿，生于阴湿的山沟中，分布山西、陕西、甘肃、青海、广西、湖南、安徽等地；箭叶淫羊藿，生于山坡竹林下或路旁岩石缝中，分布浙江、安徽、江西，湖北、四川、台湾、福建、广东、广西等地。

淫羊藿以梗少叶多、色黄绿、干燥、不破碎者为佳。夏、秋季茎叶茂盛时采割，除去粗梗及杂质，晒干或阴干。炮制淫羊藿的方法是拣净杂质，去梗，切丝，筛去碎屑；炙淫羊藿的方法是先取羊脂袖置锅内加热熔化，去渣，再加入淫羊藿微炒，至羊脂油基本吸尽，取出放凉。一般来说，每淫羊藿100斤，用炼成的羊脂油25斤。淫羊藿

补肾阳，强筋骨，祛风湿；用于阳痿遗精，筋骨痿软，风湿痹痛，麻木拘挛，更年期高血压，肢冷畏寒。

淫羊藿配伍熟地、当归、白术、枸杞、杜仲、仙茅、巴戟天、山茱萸、蛇床子、韭菜子、肉苁蓉、制附子、肉桂，可治阳痿、早泄。淫羊藿配伍威灵仙、苍耳子、川芎，治关节疼痛。淫羊藿煎汤漱口，可治牙痛。淫羊藿加矮地茶煎汤服用，治慢性支气管炎，祛痰镇咳。淫羊藿与黄芪、党参、附子、细辛、麻黄等煎煮，可治阳痿遗精。但口干、手足心发热、潮热、盗汗等症状，不宜服用淫羊藿。

第四章

飘香的果实类中草药

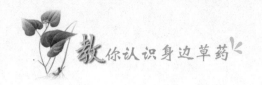

　　本章所说的果实类中草药包括浆果、干果、种子三种中药材，一般来说干果、种子的使用种类较多。中药谱中主要包括刀豆、大枣、八角、山楂、木瓜、乌梅、巴豆、白果、花椒、芡实、杏仁、岗梅、附子、草果、枳壳、枳实、莲子、桃仁、葫芦、槐米、槐角、蜀椒、榧子、槟榔、蕤仁、山芝麻、山萸肉、女贞子、木患子、五味子、五倍子、车前子、瓦楞子、牛蒡子、火麻仁、白芥子、瓜蒌仁、冬葵子、地肤子、龙眼肉、赤小豆、苍耳子、余甘子、何首乌、沙苑子、苦瓜干、青葙子、板栗壳、郁李仁、罗汉果、金樱子、使君子、茺蔚子、荔枝核、柏子仁、牵牛子、覆盆子、莱菔子、莲子心、核桃仁、酸枣仁、蓖麻子、葶苈子、淡豆豉、薏苡仁、罂粟壳、五指毛桃、益智仁、路路通、王不留行、苏子、砂仁、诃子、栀子、杞子、决明子、佛手、连翘、荜拨、益智、黑丑、蒺藜、雷丸、橘红、橘核、瞿麦、二母宁等。接下来本章就列举一些果实类中药材予以简介，使读者掌握其来源、功效、使用方剂等知识。

枸杞子的简历与功效

枸杞，又名杞、枸忌、羊乳、苦杞、苟乳、地筋、象柴、纯卢、仙人杖、却老、天精、却暑、地仙、枸棘、狗地芽、红榴榴科、石寿树；枸杞子，别名西枸杞、白刺、山枸杞、白疙针、狗奶子、苟起子、甜菜子、把子、红青椒、拘蹄子、枸杞果、地骨子、枸茄茄、红耳坠、血枸子、枸地芽子、枸杞豆、血杞子，分为西枸杞（又名宁夏枸杞、宁夏杞子、中宁杞子、西杞子，以粒大、肉厚、种子少、色红、质柔软者为佳，产于宁夏，品质最优）、津枸杞（又名津血杞、杜杞子，以粒大、肉厚、种子少、色红、质柔软者为佳，主产河北、河南、陕西、四川、山西、江苏）、甘州子（产于甘肃）、古城子（产于新疆）。枸杞主要分布于宁夏、甘肃、新疆、内蒙古、青海

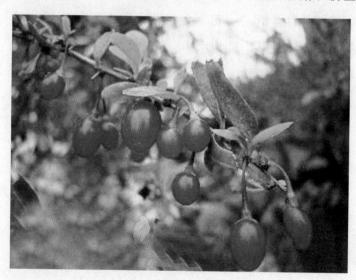

枸　杞

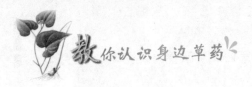
等地。

枸杞子是传统名贵中药材和营养滋补品。有滋补肝肾，明目，益面色，长肌肉，坚筋骨之功效；久服有延年益寿，延缓衰老之效果；主治肝肾阴亏，腰膝酸软，头晕，目眩，目昏多泪，虚劳咳嗽，消渴，遗精。夏、秋果实成熟时采摘，除去果柄，置阴凉处晾至果皮起皱纹后，再暴晒至外皮干硬、果肉柔软即可。枸杞有免疫调节、抗氧化、抗衰老、抗肿瘤、抗疲劳、降血脂、降血糖、降血压、补肾、保肝、明目、防治癌症、养颜、健脑、排毒、保护生殖系统、抗辐射损伤等功能。枸杞能够补肾益精，养肝明目，补血安神，生津止渴，润肺止咳；主治肝肾阴亏，腰膝酸软，头晕，目眩，目昏多泪，虚劳咳嗽，消渴，遗精。

枸杞子油富含亚油酸、亚麻酸、油酸、维生素E、胡萝卜素，具有降低血管胆固醇，防止动脉粥样硬化，增强视力，防止青光眼，具有明显的增白、滋润、护肤、减少色素等作用。枸杞子对特异性、非特异性免疫功能均有增强作用，还有免疫调节、抗肿瘤、抗氧化、抗衰老、保肝及抗脂肪肝、促进造血功能、降血糖、增强生殖系统功能、抗疲劳、降压等作用。

用枸杞煲汤、泡酒、泡茶是我国民间的传统，枸杞四季皆宜，春季可与黄芪煮水喝；夏季宜与菊花、金银花、胖大海和冰糖一起泡水喝；秋季宜与雪梨、百合、银耳、山楂等制成羹；冬季宜与桂圆、大枣、山药等煮粥。

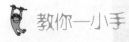 教你一小手

枸杞的食用方法

枸杞的食用方法还有：以红茶3克、枸杞子20克，用沸水冲泡即成枸

杞茶；将20粒枸杞子、5朵干菊花一起加水冲泡；银耳15克、枸杞子25克，加适量水用文火煎成浓汁，加入蜂蜜20克，再煎5分钟即成枸杞银耳羹；枸杞苗，又称地仙苗、枸杞尖、枸杞苗、枸杞菜、甜菜、枸地芽，春、夏采摘，洗净鲜用，能清热、明目，煎汤、凉拌或炒食；甜菜桑叶汤，用鲜枸杞苗50克，鲜车前草30克，鲜桑叶15克。加水适量，煎汤服；枸地芽煎鸡蛋，用鸡蛋2个，加入鲜枸杞苗30克，食盐少许，一同调匀，以食油煎熟食。

竹叶椒的简历与功效

竹叶椒，别名野花椒、山花椒、单面针、狗花椒、花胡椒、搜山虎、臭花椒、三叶花椒、山胡椒、玉椒、山花椒、鸡椒、白总管、万花针、岩椒，以根、树皮、叶、果实及种子入药；生于山坡、丘陵的丛林或荒草中，主产于广东、广西、湖南、浙江、陕西、甘肃、台湾等地。全年采根、树皮；秋季采果，果熟未开裂时连果序剪下，晒干，将果取下；夏季采叶干。

竹叶椒的根、果主治胃腹冷痛、胃肠功能紊乱、活血止痛、蛔虫病腹痛、感冒头痛、风寒咳喘、风湿关节痛、毒蛇咬伤；叶外用治跌打肿痛、痈肿疮毒、皮肤瘙痒；内服煎汤，每次2~3钱；研末服，则每次0.5~1钱；外用煎水洗，竹叶椒治胃痛、牙痛的配方是竹叶椒果一至二钱，山姜根三钱，研末，温开水送服；治痧症腹痛的配方是竹叶椒果三至五钱，水煎服；或研末，每次五分至一钱，黄酒送服。

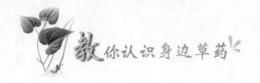

栀子的简历与功效

栀子，别名黄栀子、山栀、白蟾、黄果树、山栀子、红枝子，9～11月果实成熟显红黄色时采收，除去果梗及杂质，置沸水中略烫，取出，干燥。根夏秋采挖，洗净晒干。栀子的果实是传统中药，具有护肝、利胆、降压、镇静、止血、消肿等作用，用于治疗黄疸型肝炎、扭挫伤、高血压、糖尿病、热病心烦、黄疸尿赤、血淋涩痛、血热吐衄、目赤肿痛、火毒疮疡；外治扭挫伤痛。栀子的根泻火解毒，清热利湿，凉血散瘀，用于传染性肝炎、跌打损伤、风火牙痛。用量每次6～9克；外用生品适量，研末调敷。

栀子用于热病发热，心烦不宁，可用栀子配合豆豉；用于实热火症而见高热烦躁、神昏谵语，可配黄连；用于热毒、实火引起的吐血、鼻衄、尿血、目赤肿痛和疮疡肿毒，常与生地、侧柏叶、丹皮等配伍；治目赤肿痛，与菊花、石决明配伍；治疮疡肿毒，与黄连、银花、连翘同用；用于黄疸、面目皮肤发黄、疲倦、饮食减少，与黄柏、茵陈蒿同用；用于跌仆损伤、扭挫伤、皮肤青肿疼痛，用生栀子研末，与面粉、黄酒调服。栀子配黄芩，能泻肺火；再加淡豆豉，能双解表里之热；配以生地、丹皮，能凉血止血；配以黄柏、茵陈，能清热利湿，治湿热黄疸。

无花果的简历与功效

无花果，别名映日果、奶浆果、蜜果、树地瓜、天生子、文先果、明目果、密果。原产阿拉伯南部，后传入叙利亚、土耳其。无花果是人类最早栽培的果树之一，已有近5000年的栽培史。古罗马时代有一株无花果树，因曾庇护过罗马创立者罗募路斯王子，躲过了凶残的妖婆和啄木鸟的追赶，这株无花果后来被命名为"守护之神"。在地中海沿岸国家的古老传说中，无花果被称为"圣果"。无花果自6月中旬至10月成花结果，抗寒能力低，栽植宜选择向阳背风温暖之处。

无花果西汉时引入中国，长江流域和华北沿海地带栽植较多。主要分布在新疆、山东、江苏、广西等地。新疆阿图什有"无花果之乡"的美称，与吐鲁番葡萄、哈密

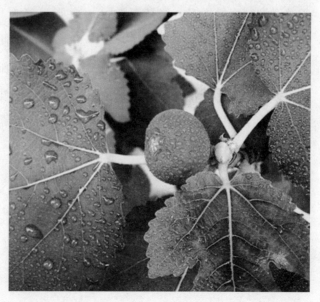

无花果

101

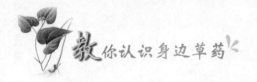

瓜、伊犁苹果、库尔勒香梨齐名。无花果甘甜可口，营养丰富，有滋补、健胃、祛风湿和防癌等作用，被誉为"仙人果"、"人参果"，维吾尔族群众称其为"树上结的糖包子"。无花果还可加工制干、制果脯、果酱、果汁、果茶、果酒、饮料、罐头，生津止渴，老幼皆宜。

无花果擅长清热解毒消肿，具健胃清毒功效，叶、果、根可入药；被列入第三代水果，含有18种氨基酸，具有极高的药用价值。食用无花果后，能使肠道各种有害物质被吸附，然后排出体外，能净化肠道、抑制血糖上升，维持正常胆固醇含量，迅速排出有毒物质。无花果的果实除了开胃、助消化之外，还能止腹泻、治咽喉痛。在浴盆中放入干燥的无花果叶片，能暖身、治神经痛、防痔瘘、防肿痛、

润滑皮肤。日本用其汁液治疗皮肤癌和太阳斑。无花果最重要的药用作用是对癌症的显著抑制作用，被誉为"21世纪人类健康的守护神"，有望成为我国乃至世界第一保健水果。

无花果有润肠通便、降低血脂、降血压、预防冠心病、抗炎消肿、利咽消肿、防癌抗癌、增强机体抗病能力等作用；具有健脾，滋养，润肠的功效；主治消化不良、不思饮食、阴虚咳嗽、干咳无痰、咽喉痛、食欲减退、腹泻、乳汁不足。诸如消化不良、食欲不振、高血脂、高血压、冠心病、动脉硬化、癌症、便秘，均适宜食用。但脂肪肝、脑血管意外、腹泻、正常血钾性周期性麻痹等患者不适宜食用；大便溏薄者不宜生食。

丝瓜络的简历与功效

丝瓜，也叫天萝，为夏秋果菜。老熟后经脱皮去籽处理后，就

成为丝瓜络。丝瓜络，别名丝瓜筋、丝瓜网、丝瓜壳、瓜络、絮瓜瓢、天罗线、丝瓜瓢、千层楼、丝瓜布，以筋细、质韧、洁白、无皮为佳。全国各地均产，以浙江慈溪、江苏所产质量最好，主产于广东。夏、秋季果实成熟、果皮变黄、内部干枯时采摘，除去外皮及果肉，洗净，晒干，除去种子。炮制丝瓜络的方法是洗净晒干，切段；炮制炒丝瓜络的方法是取切成小段的丝瓜络，用缺皮拌炒至黄色为度，取出，筛去麸皮；炮制丝瓜络炭的方法是取切成小段的丝瓜络，盛锅内，上覆同样大小的锅一只，两锅结合处以黄泥封严，然后用微火烧煅约4～5小时即可。

丝瓜络祛风，通络，行血；用于风湿痹痛，筋脉拘挛，胸胁疼痛，乳汁不通，筋骨酸痛，闭经，乳腺炎，水肿。内服煎汤，每次4.5～9克；外用研末调敷。另外，丝瓜叶主治百日咳、咳嗽、暑热口渴；种子主治咳嗽痰多、蛔虫病、便秘；瓜藤主治腰痛、鼻炎、支气管炎；丝瓜根主治副鼻窦炎。丝瓜络治肿痛，腰背和胸胁部瘀痛的配方是丝瓜络9克，橘络、枳壳各6克，白蔻壳1.5克，柴胡6克，白芍9克，乳香炭、没药炭各6克，水煎服；治水肿，腹水的配方是丝瓜络60克，水煎服；治跌打损伤的配方是丝瓜络9克，枳壳5克，没药6克，水煎服。

山茱萸的简历与功效

山茱萸，别名山萸肉、山芋肉、山于肉、杭芋肉、杭萸肉、山萸、山茱萸肉、蜀枣、蜀酸枣、鼠矢、鸡足、实枣儿、肉枣、药枣、蔻思、思益、萸肉、净萸肉、于内、枣皮、芋肉。山茱萸以皮内肥厚、色红油润、酸味浓、干燥无核、洁净为佳；生于山沟、溪旁或

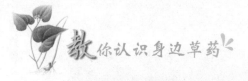
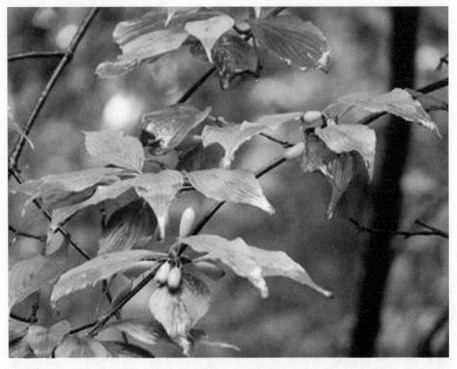

山茱萸

较湿润的山坡，主产于浙江、安徽、陕西、河南、山东、四川等省，伏牛山区、天目山区和秦岭分布较集中。山茱萸为我国常用名贵中药材，张仲景曾以山茱萸为君创制了"金匮肾气丸"。酒萸肉的制法是取净山萸肉，用黄酒拌匀，放罐内或其他容器内，封严，放在加水的锅中，蒸至酒被吸尽，取出晾干（每100斤用黄酒20斤）。山茱萸补益肝肾，涩精固脱；有增强免疫、抗炎、抗菌等作用；用于眩晕耳鸣，腰膝酸痛，阳痿遗精，遗尿尿频，崩漏带下，大汗虚脱，内热消渴。煎服时每次6～12克。凡命门火炽，强阳不痿，素有湿热，小便淋涩者忌服；恶桔梗、防风、防己。

山茱萸用于肝肾不足，头晕目眩，耳鸣，腰酸时，与熟地、枸杞子、菟丝子、杜仲等配伍；用于遗精，遗尿，小便频数，及虚汗不止时，配熟地、菟丝子、沙苑蒺藜、补骨脂等同用；用于妇女体虚、月经过多，与熟地、当归、白芍等配伍。山茱萸治疗自汗、盗汗的配方是山茱萸、防风、黄耆各9克，水煎服；治疗汗出不止的配方是山茱萸、白术各15克，龙骨、牡蛎各30克，水煎服；治疗遗尿的配方是山茱萸、覆盆子、茯苓各9克，附子3克，熟地12克，水煎服；治疗老人尿频失禁的配方是山茱萸9克，五味子6克，益智仁6克，水煎服。

花椒的简历与功效

花椒，别名香椒、大花椒、青椒、青花椒、山椒、狗椒、蜀椒、川椒、红椒、红花椒、大红袍、麻椒布；为香椒、青花椒、山椒、狗椒或花椒（蜀椒、川椒、红椒、红花椒、大红袍的干燥成熟果皮及种子。秋季采收成熟果实，去除杂质晒干。我国华北、华中、华南均有分布，其中陕西合阳是国内最大产地，另外盛产于陕西韩城，河南伏牛山、太行山、鄢陵，甘肃临夏地区。花椒具有除各种肉类的腥气；促进唾液分泌，增加食欲；使血管扩张，降低血压；以及芳香健胃、温中散寒、除湿止痛、杀虫解毒、止痒解腥等功效。服花椒水，还能去除寄生虫。花椒温中止痛，杀虫止痒；用于脘腹冷痛，呕吐泄泻，虫积腹痛，蛔虫；外治湿疹瘙痒。用量每次3~6克；外用适量，煎汤熏洗。

花椒治疗老人衰弱，病后脾肾阳虚，腰冷脚弱，齿牙浮动的配方是椒红、小茴香等分，微炒后研细末，炼蜜为丸，每服3~6克，一日2次；治关节肿病，肌肉瘦削，四肢不遂的配方是椒红500克，炒研末，嫩松叶、嫩柏枝各250克，微

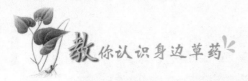
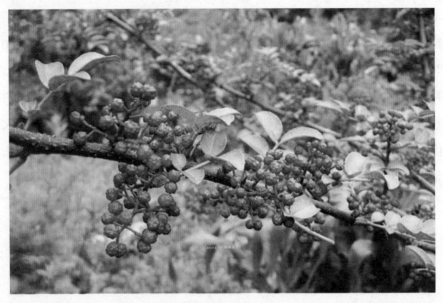

花 椒

炒后研末，酒泛为丸，食后服，每服3克，一日2~3次；治慢性萎缩性胃炎，肥厚性胃炎，消化不良，胀闷的配方是椒红（微炒）、干姜、橘皮、甘草等分，研末，食后服，每服3~6克，一日2次；治慢性肾炎或肾病综合征的浮肿腹水的配方是椒目60克，炒后研细，车前子、草劳子等分共研细，枣肉为丸，每服3~6克，一日2次；治蛔虫腹病，或胆道蛔虫，呕吐腹病的配方是川椒6克（微炒），乌梅9克，水煎，一日2~3次分服；治蛀牙病的配方是川椒9克，烧酒30克，浸泡10天，滤过去渣，用棉球蘸药酒，塞蛀孔内可止痛。

大枣的简历与功效

大枣，别名红枣、干枣、枣　子、美枣、良枣，源于中国，自古以来就与桃、李、梅、杏列为"五果"。大枣因加工的不同，而有红枣、黑枣之分，入药一般以红枣为主；以色红、肉厚、饱满、核小、味甜者为佳；主产于山西、河北、河南、山东、四川、贵州等地。我国著名的大枣品种有五佛大枣、山东大枣、泗洪大枣、金丝小枣、赞皇大枣、哈密大枣、新郑大枣等。红枣富含蛋白质、脂肪、糖类、胡萝卜素、B族维生素、维生素C、维生素P、钙、磷、铁等营养成分。其中维生素C的含量在果品中名列前茅，有"维生素王"之美称。民间还有"一日食三枣，郎中不用找。门前一颗枣，红颜直到老。要想皮肤好，粥里加红枣。五谷加小枣，胜似灵芝草。一日吃三枣，终生不显老。宁可三日无肉，不可一日无枣"的谚语。

红枣具有补虚益气、养血安神、健脾和胃等作用，是脾胃虚弱、气血不足、倦怠无力、失眠多梦等患者的保健品；对慢性肝

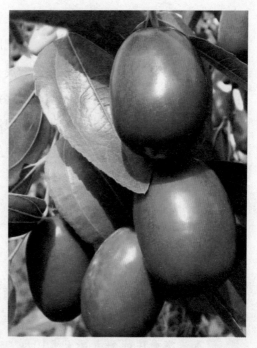

大 枣

炎、肝硬化、贫血、过敏性紫癜有较好疗效，有较强的抗癌、抗过敏作用。红枣所含的环磷酸腺苷，能够增强肌力、消除疲劳、扩张血管、增加心肌收缩力、改善心肌营养，对防治心血管疾病有良好的作用。红枣能补中益气，养血安神；用于脾虚食少，乏力便溏，妇人脏躁，气血津液不足。红枣的树皮能消炎，止血，止泻；用于气管炎，肠炎，痢疾，崩漏；外用治外

107

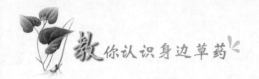

伤出血。红枣的根活血，调经；用于月经不调，红崩，白带。总之，诸如白血球减少，血小板减少，慢性肝病肝硬化，心血管疾病，过敏性紫癜，支气管哮喘，荨麻疹，过敏性鼻炎，过敏性湿疹，过敏性血管炎，各种癌症患者宜，均宜食。

痰浊偏盛，腹部胀满，舌苔厚腻，肥胖病，糖尿病，忌多食；急性肝炎、小儿疳积、寄生虫病儿、齿病疼痛，均忌食。另外，月经期间有眼肿或脚肿、腹胀现象的女性不适吃红枣。

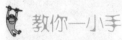教你一小手

红枣的治病药方

红枣治高血压的配方是大枣10枚，洋葱30克，芹菜根20克，糯米适量，煮粥食用；红枣治失眠：大枣20枚，葱白7根，煎汤，睡前服；红枣治食欲不振、消化不良的配方是大枣10枚（炒焦），橘皮10克（或陈皮4克），共放保温杯内，沸水冲泡10分钟，饭前饭后代茶饮；红枣治腹泻的配方是大枣10枚，薏米20克，干姜3片，山药30克，糯米30克，红糖15克，共煮粥服食；红枣治神经衰弱的配方是大枣10枚，枸杞15克，水煎半小时，再将鸡蛋两只打入同煎，至熟食用，每日两次；红枣治贫血的配方是大枣50克，绿豆50克，同煮，加红糖适量服用，每日一次，15天为一疗程；红枣治月经不调的配方是大枣20枚，益母草、红糖各10克，水煎服，每日两次；或大枣5枚，生姜2片，桂圆肉适量，同煮食，每日一次，连服数日。

巴豆的简历与功效

巴豆，别名巴菽、刚子、江子、老阳子、双眼龙、猛子仁、巴果、巴米、双眼虾、红子仁、豆贡、毒鱼子、銮豆、贡仔、八百力、大叶双眼龙、巴仁、芒子，处方名有巴豆、巴豆霜、巴霜、焦巴豆。巴豆野生于山谷、溪边、旷野、密林中；分布于四川、湖南、湖北、云南、贵州、广西、广东、福建、台湾、浙江、江苏等地。其根、叶、种皮、种仁、巴豆油，均可药用。巴豆有毒性，不可过量使用，中其毒，绿豆汁解之。

巴豆能够泻寒积，通关窍，逐痰，行水，杀虫，蚀疮排脓；主治冷积凝滞，胸腹胀满急痛，血瘕，痰癖，泻痢，喉风，喉痹，水肿；外用可治喉风，喉痹，恶疮疥癣。畏牵牛、大黄、藜芦、黄连、芦笋、酱豉、豆汁、冷水、蓑草。无寒实积滞、体虚及孕妇忌用。巴豆治宫颈癌痛的配方是水红花子60克，麝香15克，阿魏15克，急性子15克，甘遂9克，大黄15克，巴豆10粒，白酒500克，各药捣碎，合在一起，纳入猪膀胱内，外敷痛处，痛止停药；治喉癌的配方是巴豆2粒研末，大枣肉3枚，葱白2根，共捣如泥，梨1个，在1/4与3/4处交界处切开，下3/4中心挖空，装入药泥后盖好，上1/4置碗内蒸熟，去药嚼梨，喝汤；治鼻咽癌的配方是巴豆7.5克，雄黄18克，郁金9克，每次3丸，2小时1次浓汤送下，服至吐泻停止。

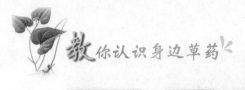

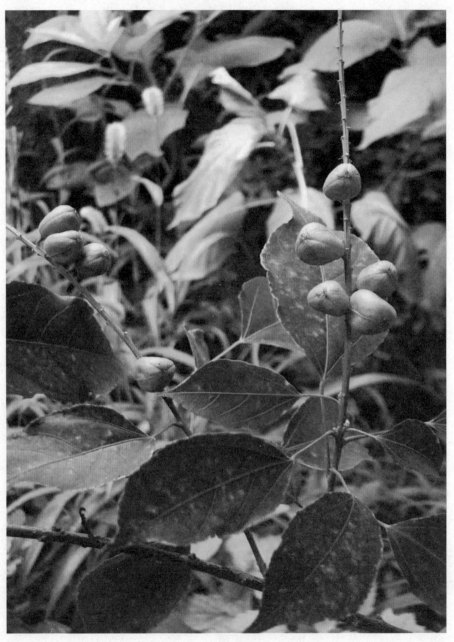

巴 豆

山芝麻的简历与功效

山芝麻，别名夜来香、月见草、山芝麻、野芝麻、岗油麻、岗脂麻、山油麻、田油麻、仙桃草、狗屎树、假芝麻、山麻、假油麻、芝麻头、牛釜尾、山野麻、白头公、油麻甲、野麻甲、假麻甲，以种子炼油入药；原产南北美洲，引入欧洲后传播世界各地。17世纪经欧洲传入中国，生于荒山、丘陵、荒坡、路边，分布于东北、华北地区，北方各地均有栽培，主产于吉林、黑龙江、辽宁等地；6月前采其全株，切段，晒干。

月见草，又称晚樱草，其花在傍晚慢慢盛开，天亮即凋谢。因花只开一晚上，传说开花是给月亮欣赏的，因而得名月见草。月见草油具有治疗女性经前综合症（如经前1～2周的腹胀、腹痛、焦虑、情绪起伏、乳房胀痛或非常松软、关痛、失眠、脸

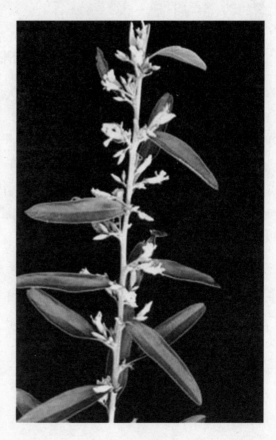

山芝麻

111

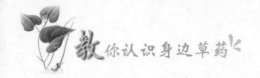
上出现皮疹或痤疮、性冷淡、四肢冰冷）、更年期综合症（如失眠、紧张、暴躁、情绪低落、脸部发热潮红多汗等）、心血管疾病及高血压、糖尿病、湿疹、气喘、过敏、过动儿症状、类风湿性关节炎等等，均有疗效。山芝麻能够强筋壮骨，祛风除湿；主治风湿病，筋骨疼痛，感冒发热、头痛，口渴，疟腮，麻疹，痢疾，肠炎，痈肿，瘰疬，疮毒，湿疹，痔疮。用量每次0.5～1两。虚寒症忌服。

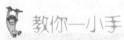
教你一小手

山芝麻的治病配方

山芝麻治痢疾的配方是鲜山芝麻一两，酌加水煎，日服二次；治风湿痛的配方是山芝麻根二两，黄酒四两。酌加水煎服；治风毒流注的配方是鲜山芝麻一至二两。洗净切碎，鸭蛋一枚，水煎服；治痈疽肿毒的配方是鲜山芝麻叶，捣敷；治睾丸炎的配方是鲜山芝麻七至八钱。酌加酒、水各半，炖服；治骨结核病的配方是山芝麻根一两，和小雄鸡一只(去肠内杂物)，酌加清水炖熟，分二、三次服；治淋巴结核的配方是山芝麻根二两。酌加酒水各半，炖服；治毒蛇胶伤的配方是山芝麻根二至三两。用酒煎饮；另搽擦患处；治湿疹的配方是山芝麻干根研粉，米酒调涂患处；治蛇头疗的配方是山芝麻鲜叶和红糖捣烂敷患处；治高血压病的配方是以干根一两作煎剂或流浸膏冲服，每日一剂。

女贞子的简历与功效

女贞树又名桢木、女贞木、冬青、蜡树、小叶冻膏、将军树、水蜡树、水瑞香、冻青树、大蜡叶、水桢、白蜡树。女贞子，别名女贞实、冬青子、白蜡树子、鼠梓子、爆格蚤。冬季果实成熟时采收，除去枝叶，稍蒸或置沸水中略烫后，干燥；或直接干燥。主要分布于浙江金华，江苏大丰。女贞子补肝肾阴，乌须明目。用于肝肾阴虚的目暗不明，视力减退，须发早白，腰酸耳鸣，阴虚发热，肝肾阴虚，头昏目眩，遗精耳鸣，老年人大便虚秘，冠心病，高脂血症，高血压，慢性肝炎；煎服，每次10～15克。

女贞子治目暗不明时，配熟地、菟丝子、枸杞同用；治须发早白，配墨旱莲、桑葚同用；治阴虚发热，配地骨皮、生地黄同用。酒女贞子的制法是冬季果实成熟时采收，将女贞子洗净，蒸后晒干，放入低度白酒中，加盖密封，每天振摇1次，1周后开始服用。每日1至2次，每次一小盅。补益肝肾，抗衰祛斑。桑椹二至膏的制法是桑椹、女贞子、旱莲草各等分。加水煎取浓汁，加入约等量的炼蜜，煮沸收膏。每次食

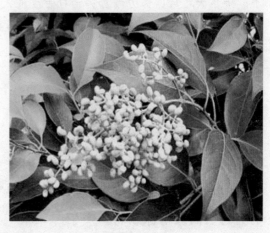

女贞子

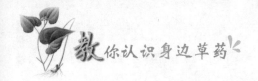
1~2匙。用于肝肾不足，腰膝酸软，须发早白。二子菊花饮的制法是女贞子、枸杞子各15克，菊花10克，煎水饮。用于肝肾阴虚，眼目干涩，视物昏花，或视力减退。

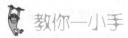
教你一小手

女贞子的治病配方

女贞子治神经衰弱的配方是女贞子、鳢肠、桑椹子各五钱至一两。水煎服。或女贞子二斤，浸米酒二斤，每天酌量服；治风热赤眼的配方是冬青子不以多少，捣汁熬膏，净瓶收固，埋地中七日，每用点眼；治视神经炎的配方是女贞子、草决明、青葙子各一两。水煎服；补肾滋阴的配方是取女贞子，去梗叶，浸酒中一日夜，擦去皮，晒干，研为末，待旱莲草出时，采数石，捣汁熬浓，和末做成丸子，如梧子大。每夜服百丸，酒送下。十多天之后，体力增加；治口舌生疮，舌肿胀出的配方是取女贞叶捣汁含浸吐涎；治一切眼疾的配方是用女贞叶捣烂，加朴硝调匀贴眼部。

罗汉果的简历与功效

罗汉果盛产于桂林市临桂县和桂林地区永福县的山区，是名贵的药材、高级清凉饮料。产于广西、广东、江西等省区，以广西桂林产罗汉果最著名，被誉为"东方神果"、"长寿之神果"、"神仙果"。以个大形圆、色泽黄褐、摇不响、壳不破、不焦、味甜而不苦

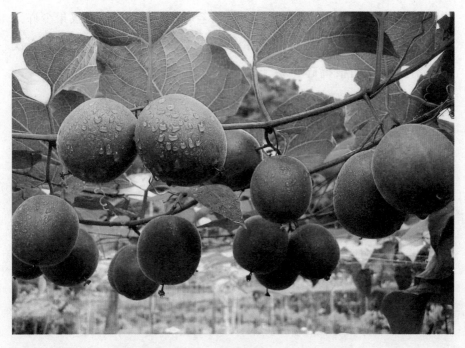

罗汉果

者，为上品。罗汉果的来历还有个传奇故事。相传桂林永福县的一位瑶族农民，在一次上山打柴时，左手背不慎被野蜂蜇了一下，又胀又痛。于是顺手从身边一条藤子上摘下一个野果擦伤，结果胀痛止住。他感到奇怪，用鼻子闻，野果有一种清香，用嘴巴尝，清甜如蜜。后来被一位叫罗汉的乡村医生知道了，他请那位瑶族农民带他上山采果，并用这种野果治疗咳嗽等病，效果很好。后来人们为纪念这位瑶族医生，就把这种野果叫做罗汉果。

罗汉果具有清热润肺、化痰止咳、益肝健脾、降血压、防治呼吸道感染、抗癌等功效；主治百日咳、痰火咳嗽、血燥便秘、急性气管炎、急性扁桃体炎、咽喉火、急性胃炎、咽痛失音、肠燥便秘等症；还起到防治冠心病、血管硬化、肥胖症的作用。其干果有清

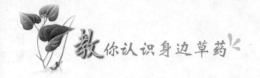

热、润肺、止咳、化痰、益肝、健脾、提神生津、降低高血压的作用。用罗汉果的根捣碎，敷于患处，可以治顽癣、痈肿、疮疖等；果毛可作刀伤药；用罗汉果少许，冲入开水浸泡，是极好的清凉饮料，常年服用能延年益寿。

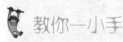
教你一小手

罗汉果煲猪肺汤

材料：罗汉果1个，猪肺1个，白菜叶4两，陈皮，葱，姜，料酒，盐适量

做法：将罗汉果的黄色外衣去掉，因为罗汉果的糖分比较高，所以用一个就够了，去掉外壳后再将罗汉果分成小块；将处理干净的猪肺也切成小块，为了去除血污，还要用开水将切好的猪肺焯一下，焯好之后直接放到装有清水的煲里面，再加入葱、姜、陈皮以及罗汉果，放入适量的盐和料酒，搅拌均匀后用中火加热1小时；加入白菜叶，煮5分钟，最后依据个人口味放上类似牛肉粉和味精这样的调味品，搅拌均匀即成。

莱菔子的简历与功效

莱菔子，别名萝卜子、萝白子、菜头子，花期4～5月，果期5～6月；全国各地普遍栽培；夏季果实成熟时采割植株，晒干，搓出种子，除去杂质，再晒干。莱菔子能消食除胀，降气化痰；用于饮食停滞、脘腹胀痛、大便秘结、积滞泻痢、痰壅喘咳；能消食除胀，功效显著，有"冲墙倒壁"之称。煎服每次6~10克；生用吐风痰；炒用消食下气化痰。但气虚无食积、痰滞者慎用；不宜与人参同用。

莱菔子治百日咳的配方是白萝卜种子，焙燥，研细粉。白砂糖水送服少许，一日数回；治齁喘痰促，遇厚味即发者的配方是萝卜子淘净，蒸熟，晒研，姜汁浸蒸饼丸绿豆大。每服三十丸，以口津咽下，日三服；治一切食积的配方是山楂六两，神曲二两，半夏、茯苓各三两，陈皮、连翘、萝卜子各一两。上为末，炊饼丸如梧子大。每服七、八十丸，食远，白汤下；治中风口噤的配方是萝卜子、牙皂荚各二钱。以水煎服，取吐；治风头痛及偏头痛的配方是莱菔子半两，生姜汁半合。上相和研极细，绞取汁，入麝香少许，滴鼻中。偏头痛

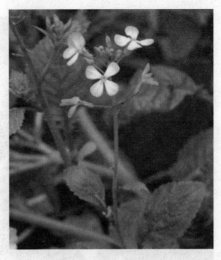

莱菔子

随左右用之；治小儿盘肠气痛的配方是萝卜子炒黄，研末。乳香汤服半钱；治牙疼的配方是萝卜子二七粒，去赤皮，细研。以人乳和，左边牙痛，即于右鼻中点少许，如右边牙疼，即于左鼻中点之；治跌打损伤，瘀血胀痛的配方是莱菔子二两，生研烂，热酒调敷。

决明子的简历与功效

决明又名夜关门、羊触足、假羊角菜、假花生、夜合草、野花生。决明子，别名决明、草决明、马蹄决明、假绿豆、羊明、羊角、还瞳子、狗屎豆、马蹄子、千里光、芹决、羊角豆、野青豆、猪骨

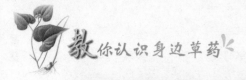

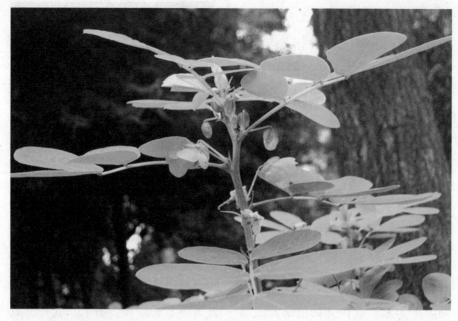

决明子

明、猪屎蓝豆、细叶猪屎豆、夜拉子、羊尾豆，以颗粒均匀、饱满、黄褐色者为佳。生于村边、路旁和旷野等处，分布于长江以南各省区，主产于安徽、广西、四川、浙江、广东等地。

决明子清肝，明目，通便；主治目赤肿痛、青盲、高血压、肝炎、头痛眩晕、雀目、头痛头晕、视物昏暗、肝硬化腹水、小便不利、习惯性便秘。用量每次9～15克，外治肿毒、癣疾。大便泄泻者忌服。决明子有降低血清胆固醇和强心作用；民间常用决明子炒黄末，代茶饮，有预防和治疗疾病的保健功能。用于目赤肿痛，常与蝉衣、菊花等同用；用于肝火，配龙胆草、黄芩、夏枯草同用；用于青盲内障，常与沙苑蒺藜、女贞子、枸杞子、生地同用。

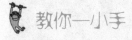 教你一小手

决明子绿茶

材料：决明子、绿茶各5克。

做法：将决明子用小火炒至香气溢出时取出，候凉。将炒好的决明子、绿茶同放杯中，中入沸水，浸泡3~5分钟后即可饮服。随饮随续水，直到味淡为止。具有清热平肝、降脂降压、润肠通便、明目益睛功效。适用于高血压、高脂血症、大便秘结、视物模糊。

杞菊决明子茶

材料：枸杞子10克，菊花3克，决明子20克。

做法：将枸杞子、菊花、决明子同时放入较大的有盖杯中，用沸水冲泡，加盖，闷15分钟后可开始饮用。用于头晕目眩，头重脚轻，面部烘热，烦躁易怒，血压增高，舌质偏红，苔黄。

佛手的简历与功效

佛手，别名九爪木、五指橘、香橼、雪梨、佛手柑、手柑；佛手全身都是宝，根、茎、叶、花、果均可入药，有理气化痰、止呕消胀、舒肝健脾和胃等功能。佛手汁对老年气管炎、哮喘病有缓解作

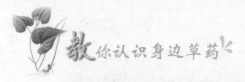

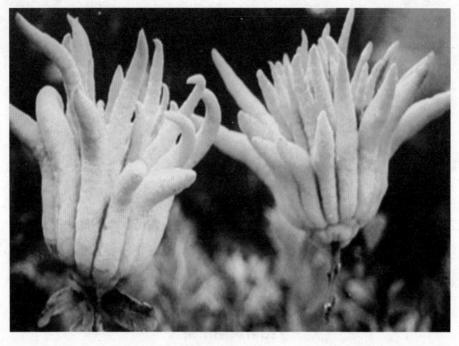

佛　手

用。佛手的根可治男人下消、四肢
酸软；花、果可泡茶，有消气作
用；果可治胃病、呕吐、噎膈、高
血压、气管炎、哮喘。佛手的花有
白、红、紫三色。佛手果实长形，
分裂如拳或张开如指；裂纹如拳者
称拳佛手，张开如指者叫做开佛
手。佛手相传为清康熙二十九年
（1690年），安溪金榜骑虎岩的一
位老和尚，用茶树枝条嫁接在香橼
上而得。佛手的果实色泽金黄，香

气浓郁，形状奇特似手。我国南方
各省区多栽培于庭院或果园中，果
皮和叶有强烈的鲜果清香，果实、
花朵供药用。主产于福建、广东、
四川、浙江，其中浙江金华佛手最
著名，被称为"果中之仙品，世上
之奇卉"，雅称"金佛手"。秋季
果实尚未变黄或刚变黄时采收，切
成薄片，为芳香健胃药。

　　佛手能够芳香理气，健胃止
呕，化痰止咳；用于消化不良，舌

120

苔厚腻，胸闷气胀，呕吐咳嗽，神经性胃痛。佛手具有解痉肠痉挛、扩张冠状血管、增加冠脉流量、减弱心肌收缩力、减慢心率、降低血压、保护心肌缺血、祛痰等作用。另外，佛手茶产于福建永春县苏坑、玉斗和桂洋等乡镇海拔600米至900米高山处，是福建乌龙茶中风味独特的名品，汤色黄绿清澄明亮，香气馥郁幽长，能提神醒脑、醒酒消暑、开胃健脾、抗癌降血脂，为著名保健茶。佛手治慢性胃炎，胃神经痛的配方是鲜佛手12~15克)，开水冲泡，代茶饮；治慢性支气管炎的配方是佛手、姜半夏各6克，水煎去渣，加砂糖温服；治恶心呕吐的配方是佛手15克，陈皮9克，生姜3克，水煎服；治哮喘的配方是佛手15克，藿香9克，姜皮3克，水煎服；治白带过多的配方是佛手20克，猪小肠适量，共炖，食肉饮汤；治老年胃弱、消化不良的配方是佛手30克，粳米100克，共煮粥，早晚分食。

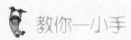

教你一小手

佛手露

材料：佛手120克，五加皮30克，木瓜、青皮各12克，栀子、陈皮各15克，良姜、砂仁、肉桂各9克，木香、公丁香各6克，当归18克，白酒20斤，冰糖5斤。

做法：上药为粗末，装入绢袋内，入酒浸，文火煮之，滤清入冰糖即成。每服约30克，1日3次。孕妇忌服，和胃化痰。

当归佛手炖黄鳝

配方：当归10克，佛手6克，黄鳝300克，绍酒15克，姜10克，葱15

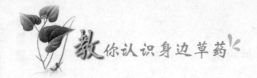

克，盐4克。

制作：当归、佛手洗净切片；黄鳝去骨和内脏切片；姜切片，葱切段。黄鳝加入盐、料酒，腌渍20分钟待用。黄鳝置炖锅内，加入当归、佛手、姜、葱、盐，放入清水600毫升。盛装黄鳝的炖锅，置武火上烧沸，用文火炖煮35分钟即成。每日1次，每次吃黄鳝50克,随意喝汤。用于肋间神经痛、肝郁气滞、瘀血内阻患者。

第五章

多彩的花香类中草药

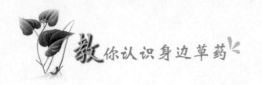
教你认识身边草药

　　花香类中草药包括花卉类中药、香味类中药两种，其中花卉类草药主要取其花朵的药用功能，香味类草药则包含有草叶、根茎、花朵等药用部位。具体地说，花类草药包括干燥的花、花序或花的部分，如花蕾（辛夷、金银花、丁香、槐米）、开放的单花（洋金花、红花、菊花、旋覆花）、花序（菊花，旋复花）、柱头（番红花）、花粉粒（蒲黄）、未开放的（如款冬花）、带花的果穗（夏枯草）。花香类中草药在中药谱中主要包含有白芍、白芷、白薇、百合、竹沥、红花、赤芍、芫花、泽兰、菊花、槐花、薄荷、天南星、木棉花、木蝴蝶、天花粉、月季花、凤尾草、半边莲、丁香、苏合香、辛夷花、鸡冠花、樟脑、金银花、闹羊花、穿心莲、素馨花、凌霄花、野菊花、旋复花、威灵仙、葫芦茶、密蒙花、款冬花、腊梅花、蒲公英、紫河车、打破碗花花、薄荷油、澎蜞菊、紫花杜鹃、旱莲草、香附、香薷、木香、沉香、乳香、佩兰、降香、檀香、五灵脂、安息香、补骨脂、卜芥、冰片、藿香、没药、阿魏、雪胆、蒲黄、一点红、大头陈、六月雪、白头翁、农吉利、徐长卿等药材，本章就来介绍一些常用的花香类中药。

野菊花的简历与功效

野菊花，别名野黄菊花、苦薏、山菊花、甘菊花、路边菊，为北野菊、岩香菊的花；生于山坡草地、灌丛、河边水湿地，海滨盐渍地及田边、路旁，岩石上；分布于吉林、辽宁、河北、山西、陕西、甘肃、青海、新疆、山东、江苏、浙江、福建、江西、湖北、四川、云南等地；秋、冬季花初开时采摘，晒干或蒸后晒干；颜色为黄绿色、棕黄色，气芳香，味苦；以色黄无梗、完整、气香、花未全开者为佳；野菊花能清热解毒，消肿；对金黄色葡萄球菌、白喉杆菌、链球菌、绿脓杆菌、蒺疾杆菌、流感病毒，均有抑制作用；用于治疗痈肿疮毒、湿疹、宫颈炎、前列腺炎、咽喉肿痛、瘰病、目赤肿痛、肛窦炎等。

野菊花治流感的配方是菊花、金银花、连翘、牛蒡子各9克，薄荷、甘草各6克，水煎服；治急性化脓性炎症的配方是鲜野菊花及叶30～60克，水煎频服，并用其花及叶30～60克，水煎，外洗或捣烂外敷患处；治高血压的配方是野菊花、草决明各15克，泡水代茶饮；治红眼病的配方是金银花、连翘、

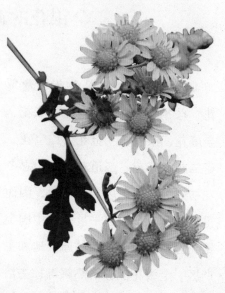

野菊花

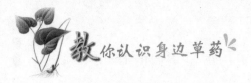

野菊花、夏枯草各15克，竹叶、薄荷、桔梗、牛蒡子各9克，芦根18克，甘草3克，水煎分3次服；预防感冒、脑炎、百日咳的配方是野菊花6克，用沸水浸泡20分钟，煎30分钟，代茶饮；治湿疹、皮肤瘙痒的配方是用苦参、白藓皮、野菊花各30克，黄柏、蛇床子各15克，煎汁，倒入浴盆中，加温水到能够浸渍患处为度，每日洗浴1次，每次浸泡30分钟；治痈疽疔肿、丹毒、毒蛇咬伤的配方是野菊花30克，土茯苓、蒲公英各20克，煎服，每日一剂，分2～3次服，连用7～10日，并外用鲜野菊花叶捣烂敷患处；治前列腺炎的配方是以野菊花栓塞入直肠，每天2粒，两周为1疗程，连续用药2～3个疗程；治宫颈炎的配方是用温水冲洗阴道后，以野菊花粉适量涂敷宫颈，每日一次，连用3～5天；治外生殖器瘙痒的配方是用苦参20克，蛇床子20克，地肤子20克，黄柏20克，野菊花20克，水煎外洗，每日一次，每次30分钟。

金银花的简历与功效

金银花，别名忍冬花、鹭鸶花、忍冬草、银花、双花、二花、金藤花、双苞花、金花、二宝花、密二花、苏花、二道花；由于忍冬花初开为白色，后转为黄色，因而得名金银花。山东平邑是"中国金银花之乡"，金银花的原产地和主产区。金银花能够清热解毒；主治温病发热，热毒血痢，肠炎，菌痢，麻疹，腮腺炎，败血症，痈肿疔疮，阑尾炎，外伤感染，小儿痱毒，喉痹及多种感染性疾病。金银花具有广泛的抗菌谱，对痢疾杆菌、伤寒杆菌、大肠杆菌、百日咳杆菌、白喉杆菌、绿脓杆菌、结核杆菌、葡萄球菌、链球菌、肺炎双球菌等，均具有抑制作用，还抗流感病毒。金银花内服煎汤，每次

10~20克；外用适量，捣敷；制成凉茶，可预防中暑、感冒及肠道传染病。

金银花的品种有南银花（又名密银花，产于河南密县、登封、荥阳、尉氏）、东银花（又名济银花，产于山东费县、平邑、苍山）、怀银花（又名淮银花，产于河南温县、博爱、沁阳、武陟）、山银花（又名土银花、杜银花，产于安徽、江苏、山西、陕西、浙江、江西、四川、湖北、湖南、贵州等地）、灰毡毛忍冬（又名"大银花"、"岩银花"、"山银花"、"木银花"，产于湖南隆回、贵州、湖北、重庆、四川等地）、毛花柱忍冬（产于广西）、红腺忍冬（产于浙江、江西、福建、湖南、广东、广西、四川）、淡红忍冬（产于四川、西藏昌）、

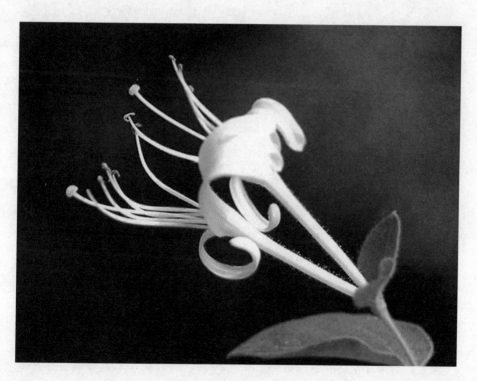

金银花

127

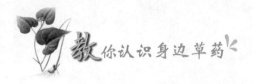

细毡毛忍冬（产于西南地区）、卵叶忍冬（产于云南腾冲、西藏墨脱）、短柄忍冬（产于贵州，民间用来治鼻出血、吐血及肠热）、皱叶忍冬（产于江西上犹）、滇西忍冬（产于云南盈江）、盘叶忍冬（产于贵州印江）、新疆忍冬（产于新疆天山）、匍匐忍冬（产于四川武隆）、云雾忍冬、川黔忍冬（产于四川西南部和贵州盘县、毕节）、峨眉忍冬（产于四川西南部、北部、东北部和东部，生于山沟或山坡灌丛中）、异毛忍冬（产于浙江南部、江西西部、福建南平、湖南西南部、广西，及四川南江、光文、江北、秀山，云南东南部和西部；生于丘陵或山谷林中或灌丛中）、净花菰腺忍冬（产于广东北部和西部、广西、贵州西南部及云南东南部）。

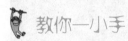

金银花的治病配方

金银花15克，生甘草3克，煎水含漱，可治咽喉炎；金银花60克，山楂20克，煎水代茶饮，治感冒发热，头痛咽痛；金银花、蒲公英各25克，甘草15克，每日1剂，水煎服，治腮腺炎；金银花、连翘、大青根、芦根、甘草各9克，水煎服，每日1剂，连服3~5天，预防流脑；金银花、菊花、山楂各10克，蜂蜜100克，加清水适量，煎煮30分钟，滤出药汁饮服，治暑热头痛，心烦口渴；金银花鲜嫩茎叶及花适量，用冷开水洗净，细嚼咽下，可治毒蕈中毒；金银花15克，焙干研末，水调服，治痢疾；金银花300克，黄连、黄芩各90克，加水煎煮，取药液1000毫升，每次服用30毫升，每日4次，治急性菌痢；银花24克，蒲公英15克，连翘、陈皮各9克，青皮、生甘草各6克，每日1剂，水煎服，治初期急性乳腺炎；金银花、野菊花、蒲公英、紫花地丁各15克，紫背天葵子6克，每日1剂，水煎服，治痈肿疮疡；金银花60～90克，蒲公英30～60克，甘草9～15克，每日1剂，水煎服，用于急性单纯性阑尾炎的辅助治疗；金银花15克，车前草、旱莲草、益母草各30克，每日1剂，水煎服，治泌尿道感染。

丁香的简历与功效

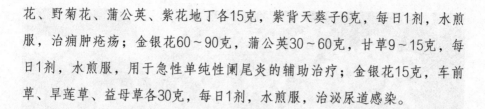

丁香，别名丁子香、支解香、雄丁香、公丁香、百结、情客、紫丁香、子丁香、公子香、支解香、瘦香娇、如宇香、鸡舌香、索瞿香、百里馨。丁香花又称"天国之花"，以花蕾干燥、个大、饱满、色棕紫而新鲜、香气浓烈、油性足为佳，为我国著名园林花卉，花期4～5月。花蕾提取的丁香油为重要香料。丁香原产马鲁古群岛，我国广东、广西、海南等地有栽培。分布于马来群岛、非洲，主产于坦桑尼亚、马来西亚、印度尼西亚。

世界上丁香花品种有28种，我国占23种，主要分布在华北、东北、西北及长江流域。我国丁香花的主要品种有：白丁香、紫丁香、佛手丁香、北京丁香、云南丁香、四川丁香、关东丁香、小叶丁香、羽叶丁香、红丁香、蓝丁香、花叶万香、阿富汗丁香、喜马拉雅丁香、匈牙利丁香、西蜀丁香、皱叶丁香、四季丁香、蓝丁香、华北丁香、野丁香、华丁香、暴马丁香、小叶蓝丁香、藏南丁香、毛丁香、欧洲丁香、圆叶丁香、辽东丁香等等。世界上最大的丁香树在重庆巫山骡平村。

丁香的根、皮、枝、果实、花蕾均可药用。9月至次年3月间，花蕾由青转为鲜红色时采收，采下后除去花梗，晒干。以花蕾和其果实入药，花蕾称公丁香或雄丁香，果实称母丁香或雌丁香。丁香主治

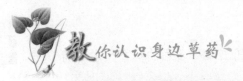
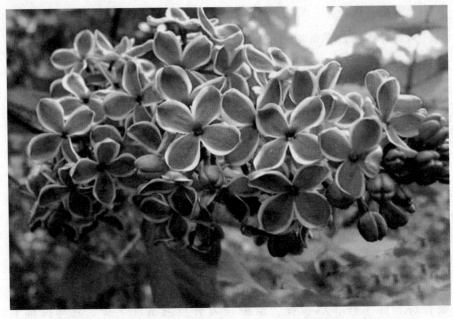

丁　香

呃逆、呕吐、反胃、痢疾、心腹冷痛、疟癖、疝气、癥症、头痛、牙痛、口臭、支气管炎、腹痛腹泻、消化不良、关节炎、风湿痛、阳痿早泄、消除睡意、催情。内服煎汤，每次0.3～1钱；外用研末调敷。寒性胃痛、反胃呃逆、呕吐、口臭者宜食，但热病及阴虚内热者忌服；且对皮肤有刺激性。

辛夷花的简历与功效

　　辛夷花，又名木笔花、望春花，主产于河南南阳南召，产量占全国的70%，是"中国辛夷之乡"。辛夷花祛风寒，通鼻窍；用于风寒头痛，鼻塞，鼻渊，鼻流浊涕，是治鼻渊头痛的要药。辛夷花治过敏性鼻炎的配方是取辛夷花3克，放进杯中，以开水冲、闷、浸5分钟左右，频饮，每日1~2次；治鼻窦炎的配方是辛夷花50克，碾碎后，用酒精浸泡3日，然后过滤，滤液再加热蒸发浓缩成粘稠状的浸膏。每次少许，纳入鼻中，每日2次；治鼻渊的配方是辛夷半两，苍耳子二钱半，香白芷一两，薄荷叶半钱。上并晒干，为细末。每服二钱，用葱、茶清食后调服；治鼻漏的配方是辛夷去毛、桑白皮蜜炙各四两，栀子一两，枳实、桔梗、白芷各二两。共为细末。每服二钱，淡萝卜汤调服；治鼻塞不通的配方是辛夷、芎䓖各一两，细辛（去苗）七钱半，木通半两。上为细末。每用少许，绵裹塞鼻中；治鼻内作胀或生疮的配方是辛夷一两，川黄连五钱，连翘二两。研为末。每饭后服三钱，白汤下；治齿牙作痛，或肿或牙龈浮烂的配方是辛夷一两，蛇床子二两，青盐五钱。共为末掺之；治头面肿痒如虫行的配方是辛夷一两，白附子、半夏、天花粉、白芷、僵蚕、玄参、赤芍各五钱，薄荷八钱。分作十次涂用；治头眩欲呕的配方是辛夷一两，制半夏、胆星、天麻、干姜、川芎各八钱。为末，水泛为丸。每晚服三钱，白汤下。

薄荷的简历与功效

薄荷，别名蕃荷菜、菝蔺、吴菝蔺、南薄荷、猫儿薄苛、升阳菜、薄苛、蔢荷、夜息花、薄荷、卜荷、薄荷叶、薄荷梗、卜可、太仓薄荷、苏薄荷；主要品种有太仓薄荷（产于江苏太仓，分为白种薄荷、黄种薄荷、青种薄荷、秧薄荷、臭薄荷）、苏薄荷（产于江苏苏州、常熟、嘉定、南通）、南薄荷（产于江西、江苏、浙江、安

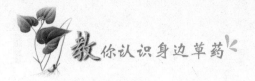
徽）、杭薄荷（又名苋桥薄荷，产于浙江杭州）。薄荷以叶多而肥、色绿、无根、干燥、香气浓，为佳。全国大部分地区均产，主产于江苏、浙江、江西。

薄荷采下后拣净杂质，除去残根，先将叶抖下另放，然后将茎喷洒清水，润透后切段，晒干，再与叶和匀。薄荷能够疏风、散热、辟秽、解毒，主治外感风热，头痛，目赤，咽喉肿痛，食滞气胀，口疮，牙痛，疮疥，瘾疹。内服煎汤，不宜久煎，每次0.8～2钱，外用捣汁或煎汁涂。阴虚血燥，肝阳偏亢，表虚汗多者忌服。

蒲公英的简历与功效

蒲公英，别名蒲公草、食用蒲公英、凫公英、耩褥草、仆公英、仆公罂、地丁、金簪草、孛孛丁菜、黄花苗、黄花郎、鹁鸪英、婆婆丁、白鼓丁、黄花地丁、蒲公丁、真痰草、狗乳草、奶汁草、残飞坠、黄狗头、卜地蜈蚣、鬼灯笼、羊奶奶草、双英卜地、黄花草、古古丁、茅萝卜、黄花三七、尿床草、西洋蒲公英，分为白花蒲公英、川藏蒲公英、东北蒲公英、白缘蒲公英、华蒲公英。蒲公英原产欧亚大陆。蒲公英又称尿床草，对利尿有非常好的效果；具有丰富的维生素 A 和 C 及矿物质，对消化不良、便秘有改善的作用；叶子有改善湿疹、舒缓皮肤炎、关节不适的净血功效；根具有消炎作用，可治疗胆结石、风湿；花朵煎成药汁可去除雀斑。蒲公英要选择叶片干净、略带香气者，干燥蒲公英则选颜色灰绿、无杂质、干燥者。

蒲公英专解毒消肿，为治乳痈要药，清热解毒、消痈散结；用于治疗肝热目赤肿痛，感染、化脓性疾病，痈肿疮毒，高热不退，乳痛，急性乳腺炎，淋巴腺炎，瘰疬，急性结膜炎，感冒发热，急性扁桃体炎，急性支气管炎、胃炎，肝炎，胆囊炎，尿路感染。内服煎汤，每次0.3～1两；外用捣敷。阳虚外寒、脾胃虚弱者忌用。不可用量过大。蒲公英配夏枯草，清热；配地丁，清热解毒；配金银花，消痈化疮；配决明子，清热泻火。

蒲公英治烧伤合并感染的配方是以鲜蒲公英捣烂，加入少许75%酒精调敷患处；治胃痛的配方是蒲公英20～30克，丹参25～30克，白芍15～30克，甘草10～30克，日一剂水煎服，一个月为一疗程；治急性胆道感染的配方是蒲公英30克，柴胡10克，郁金12克，川楝6克，刺针草30克。水煎服；治腮腺炎的配方是以鲜蒲公英30克捣碎，加入1个鸡蛋清中搅匀，加冰糖适量，捣成糊状，外敷患处。每日一次；治急性热病、上呼吸道感染、扁桃体炎的配方是蒲公英、大青叶、板蓝根、金银花各12克，水煎服；治乳腺炎、阑尾炎、疮疖疔肿的配方是蒲公英、金银花、连翘各15克，山甲、当归、赤芍各10克，水煎服，或单用其鲜品捣烂局部外敷；治目赤红肿的配方是蒲公英30克，黄芩10克，水煎，熏洗患眼；治尿路感染的配方是蒲公英30克，萆薢、生蒲黄、木通、车前子各10克，水煎服。

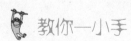 教你一小手

蒲公英茶

材料：干燥蒲公英75克、水1000毫升。

做法：将蒲公英洗净，放入锅中，加水淹过蒲公英；大火煮沸后盖上锅盖，小火熬煮一小时；滤除茶渣，待凉后即可饮用。

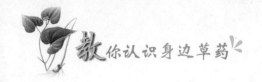

扁豆花的简历与功效

扁豆花，别名南豆花，主要分布于辽宁、河北、山西、陕西、山东、江苏、安徽、浙江、江西、福建、台湾、河南、湖北、湖南、广东、海南、广西、四川、贵州、云南等地。7~8月间采收未完全开放的花，晒干或阴干。去柄，筛去泥土，拣去杂质及黑色花朵。以朵大、色白、干燥者为佳。

扁豆花解暑化湿，和中健脾，解一切药毒，消肿散青黑；主治暑湿，发热，泄泻，痢疾，赤白带下，跌打伤肿。内服煎汤，每次3~9克；外用适量，捣敷。扁豆花治一切泄痢的配方是白扁豆花正开者，择净勿洗，以滚水过下，和小猪脊肉一条，葱一根，胡椒七粒，酱汁拌匀，以过豆花汁和面包作小馄饱，炙熟食之；治妇人白崩的配方是白扁豆花（紫者勿用）焙干为末，炒米煮饮入烧盐，空腹服用。

百合的简历与功效

百合，别名强瞿、番韭、山丹、倒仙、细叶百合、线叶百合、家百合、野百合、菜百合、百合蒜、蒜脯薯、喇叭筒根、重迈、重箱、重箱、中庭、摩罗、强仇、中逢花、夜合花根、卷莲花根、灯伞花根、散莲花根、杜百合、红合、逢花；主要分布在亚洲东部、欧洲、北美洲等北半球温带地区，中国是其起源地。百合花素有"云裳仙子"之称，天主教以百合花为玛利亚的象征，梵蒂冈以百合花为国花。百合有"百年好合""百事合意"之意，被中国人自古视为婚礼的吉祥花。百合主产于江苏宜兴、连云港、东台、海安；湖南邵阳、隆回、安化、长沙、岳阳、平江、沅阳、浏阳、龙山、汨罗；甘肃兰州、甲凉；浙江湖州、恫芦、龙泉、遂昌。江苏宜兴、湖南邵阳、甘肃兰州、浙江湖州，为全国"四大百合产区"。

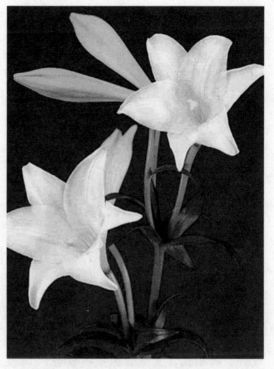

百 合

百合花具有清火、润肺、安神的功效，花、茎均可入药。百合的品种主要有朝鲜百合、山百合、珠芽百合、布朗百合、加拿大百合、白百合、渥丹、台湾百合、日内瓦百合、星象家百合、湖北百合、洪堡百合、荷兰百合、卷丹、麝香百合、欧洲百合、紫斑百合、豹纹百合、山丹百合、峨眉百合、艳红鹿子百合。最著名的是香水百合，分

为麝香百合（又名铁炮百合、喇叭百合、复活节百合，原产我国台湾，金沙江，花色蜡白，形如喇叭，清甜芳香）、卷丹百合（又名卷丹、天盖百合、倒垂莲、虎皮百合、珍珠花、黄百合，原产我国、日本、朝鲜）、美丽百合（又名鹿子百合、艳红百合，原产江西、浙江、台湾，被称为"东亚最美丽的百合花"）、山丹百合（又名山丹

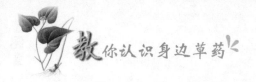
花、山丹丹、珊瑚百合、线叶百合、细叶百合）。百合以个大、肉厚，质坚、色白、粉性足者为佳。

百合甘寒质润，善养阴润燥；主治肺燥止咳，清心热而安神。与知母、生地同用，治虚烦心悸，失眠多梦。我国著名的食用百合有宜兴百合（即卷丹、虎皮百合、苦百合）、湖南麝香百合（龙牙百合、粉百合）、甘肃甜百合（又名川百合）。百合的食疗作用有润肺止咳、宁心安神、美容养颜、防癌抗癌。体虚肺弱，慢性支气管炎，肺气肿，肺结核，支气管扩张咳嗽咯血者宜食；急性热病后期，神智恍惚，以及妇女更年期神经官能症，癔病，坐卧不安，神经衰弱，心悸怔忡，睡眠不宁，惊悸易醒者宜食；肺癌、鼻咽癌及其化疗放疗宜食。但感冒风寒咳嗽、脾胃虚寒、腹泻便溏者，忌食。百合的美味食谱有西芹炒百合、百合炒肉片、百合炒芦笋、山药西瓜炒百合、百合草莓白藕汤、百合绿豆汤、八宝百合粥、甲鱼百合红枣汤、百合红枣粥、龙眼百合、冰糖百合。油性皮肤的人多吃百合对皮肤特别好。

百合治肺病咯血、咳嗽痰血、干咳咽痛的配方是百合、旋复花各等份，焙干研为细末，加蜜水日服3次；百合、粳米各50克，去尖杏仁10克，白糖适量，共煮粥食，治肺燥咳嗽，干咳无痰；百合2～3个，洗净捣汁，以温开水日服2次，治老年慢性支气管炎伴肺气肿；百合30～60克，捣研绞汁，白酒适量，以温开水饮服，治肺痈；百合、白及、百部、蛤蚧粉等份，共研细末，水泛为丸，每日3次饭后服3克，治支气管扩张；百合25克，菖蒲6克，酸枣仁12克，水煎日服1剂，治神经衰弱、心烦失眠；干百合研末，每日2次以温开水服6克，治耳聋或耳痛；野百合同盐捣泥，敷患处，治疮肿；生百合洗净晒干研粉，涂于外伤出血处，有良好的止血效果。

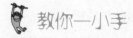 **教你一小手**

百合花茶

原料：干百合2朵、蜂蜜10毫升。

调制：将干百合以沸水冲泡10分钟，饮用时加入蜂蜜即可。排毒、美容养颜。

百合金菊茶

原料：干百合2朵、菊花3朵、绿茶1克、金银花0.5克，薄荷0.5克。

调制：所有原料混合后用沸水冲泡5分钟。代茶饮、每日一剂。清肝明目、利咽消肿，适用于内热、咽喉肿痛、肝热目赤等。

泽兰的简历与功效

泽兰，别名虎兰、龙枣、水香、小泽兰、地瓜儿苗、红梗草、风药、奶孩儿、蛇王草、蛇王菊、捕斗蛇草、接古草、地环秧、甘露秧、矮地瓜儿苗、野麻花、地笋、地石蚕、蛇王草、虎蒲、地溜秧、草泽兰、甘露子、方梗泽兰；生于海拔2100米以下的沼泽地、山野低洼地、水边等潮湿处。夏、秋季茎叶茂盛时采割，晒干。除去杂质，略洗，润透，切段，干燥。分布于东北、华北、西南及陕西、甘肃等

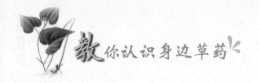

地。

泽兰为活血化瘀药。内服煎汤，每次6～12克；外用适量，鲜品捣敷或煎水熏洗。主治妇女经闭，痛经，产后瘀滞腹痛，癥瘕浮肿，跌打损伤，痈肿疮毒。泽兰切片后，不宜曝晒或烘干；孕妇忌用。在湖南、福建、广东，贵州等地区，常以佩兰作泽兰用，二药功能主治不同，不宜混用。泽兰治产后阴翻，产后阴户燥热的配方是泽兰四两，煎汤熏洗二、三次，再入枯矾煎洗之；治小儿褥疮的配方是嚼泽兰心敷之；治疮肿初起，损伤瘀肿的配方是泽兰捣敷之；治痈疽发背的配方是泽兰全草二至四两，煎服。另取鲜叶一把，调冬蜜捣烂敷贴，日换两次；治蛇咬伤的配方是泽兰全草二至四两，加水适量煎服。另取泽兰叶一把捣烂，敷贴伤口。

半边莲的简历与功效

半边莲，别名山梗菜、水苋菜、苦菜、节节花、大种半边莲、水折菜、天竹七、对节白、水杨柳、急解索、蛇利草、细米草、鱼尾花、半边菊、半边旗、奶儿草、半边花、箭豆草、顺风旗、单片芽、小莲花草、绵蜂草、吹血草、腹水草、疳积草、白腊滑草、金菊草、金鸡舌、片花莲、偏莲、瓜仁草、蛇啄草，生于平原或山坡湿草地；夏、秋季采收，洗净，鲜用或晒干；分布于东北及河北、山东、浙江、台湾、广西、云南、江苏、安徽、四川、湖南、湖北、江西、福建、广东等地。半边莲有毒，但因口服可引起呕吐，故中毒者死亡例较少。属于祛痰药、清热解毒药。半边莲能够祛痰止咳，利尿消肿，清热解毒；主治感冒发热，咳嗽痰喘，肝硬腹水，痈肿，痈疽疔毒，蛇犬伤，黄疸，水肿，臌胀，泄泻，痢疾，湿疹，癣疾，跌打扭伤肿痛，蜂螫，大腹水肿，面足浮肿，晚期血吸虫病腹水。内服煎汤，每次干品10～15克，鲜品15～30克，或捣汁饮。外用鲜品适量，捣烂敷。

半边莲治寒齁气喘及疟疾寒热的配方是山梗菜、雄黄各二钱。捣泥，碗内覆之，待青色，以饭丸如梧子大。每服九丸，空心盐汤下；治毒蛇咬伤的配方是山梗菜浸烧酒搽之。或鲜山梗菜一、二两，捣烂绞汁，加甜酒一两调服，服后盖被入睡，以便出微汗。毒重的一天服两次。并用捣烂的鲜山梗菜敷于伤口周围；治疔疮，一切阳性肿毒的配方是鲜山梗菜适量，加食盐数粒同捣烂，敷患处，有黄水渗出即可渐愈；治乳腺炎的配方是鲜山梗菜适量，捣烂敷患处；治无名肿毒的配方是山梗菜叶捣烂加酒敷患处；治喉蛾的配方是鲜山梗菜如鸡蛋大一团，放在瓷碗内，加好烧酒三两，同擂极烂，绞取药汁，分三次口含，每次含约一、二十分钟吐出；治跌打扭伤肿痛的配方是山梗菜一斤，清水三斤，煎剩一斤半过滤，将渣加水三斤再煎成一半，然后将两次滤液混合在一起，用慢火浓缩成一斤，装瓶备用。用时以药棉放在药液中浸透，取出贴于患处；治黄疸，水肿，小便不利的配方是山梗菜一两，白茅根一两。水煎，分二次用白糖调服；治湿热泄泻的配方是山梗菜一两，水煎服；治痢疾的配方是生山梗菜二两，水煎和黄糖服；治盲肠炎的配方是山梗菜八两，加双料酒适量，捣烂水煎，一日五次分服，渣再和入米酒少许，外敷患处；治急性中耳炎的配方是山梗菜擂烂绞汁，和酒少许滴耳；治晚期血吸虫病腹水、肾炎水肿的配方是山梗菜一至二两，煎服；治疗蛇咬伤的配方是取山梗菜每日30～48克，文火慢煎半小时，分3次内服。另用山梗菜捣烂外敷，每日更换2次。

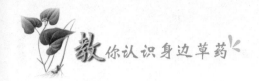

教你认识身边草药

鸡冠花的简历与功效

鸡冠花，别名鸡髻花、老来红、芦花鸡冠、笔鸡冠、大头鸡冠、凤尾鸡冠，鸡公花、鸡角根，原产非洲，美洲热带和印度；花期夏、秋季直至霜降。秋季花盛开时采收，晒干。鸡冠花分为扫帚鸡冠、面鸡冠、鸳鸯鸡冠、缨络鸡冠，花有白、淡黄、金黄、淡红、火红、紫红、棕红、橙红等色。鸡冠花以花和种子入药。花可凉血止血，有止带、止痢功效。主治功能性子宫出血、白带过多、痢疾；种子有消炎、收敛、明目、降压、强壮等作用，治肠风便血、赤白痢

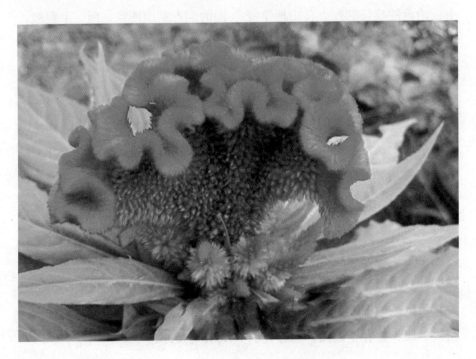

鸡冠花

疾、崩带、淋浊、眼疾。

鸡冠花因形似鸡冠而得名，有"花中之禽"的美誉。对二氧化硫、氯化氢具良好的抗性，可起到绿化、美化和净化环境的作用，是一种抗污染的观赏花卉。鸡冠花能收敛止血，止带，止痢；用于吐血，崩漏，便血，痔血，赤白带下，久痢不止。鸡冠花治便血、痔血、痢疾的配方是鸡冠花9~15克，水煎服（配生槐米、生地榆效果更好）；治细菌性痢疾的配方是鸡冠花9克，马齿苋30克，白头翁15克，水煎服；治经水不止的配方是红鸡冠花，晒干研末，每服4~8克，空腹酒调下（忌鱼腥猪肉）；治咳血、吐血的配方是鲜白鸡冠花15~24克（干品6~15克），猪肺1只（不可灌水），冲开水炖约1小时，饭后分2~3次服；治荨麻疹的配方是鸡冠花全草，水煎，内服外洗，治荨麻疹；治夜盲、目翳的配方是鸡冠花籽15~20克，红枣7枚，水煎服。

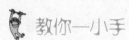

教你一小手

鸡冠花美食

鸡冠花也是一种美食，营养全面，风味独特，如花玉鸡、红油鸡冠花、鸡冠花蒸肉、鸡冠花豆糕、鸡冠花籽糍粑。其做法有：

（1）将鸡冠花去籽，拖刀切薄片，猪肉切片，投入菜油烧至七成熟的炒锅中，稍炒，再依次放入姜片、葱和泡辣椒的斜段，加入调味，颠翻炒匀，装盘即成鸡冠花肉片。

（2）将60克洗净的白鸡冠花，加清水1升放入锅内煎煮到60毫升，留汤去渣。将洗净的葱段、姜片下入锅内，再下入适量盐、味精、白糖，烧

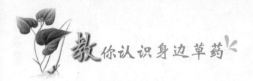

开、调匀。将鸡蛋一只打入锅内，煮成荷包蛋，盛入碗中，淋上少许麻油即成鸡冠花蛋汤。用于治疗便血、崩漏、白带。

凌霄花的简历与功效

凌霄花，别名紫葳、喇叭花、五爪龙、红花倒水莲、倒挂金钟、上树龙、上树蜈蚣、白狗肠、吊墙花、堕胎花、芰华、藤罗花、紫蔚、中国霄、大花凌霄，花期6—9月，秋季开花，花期长，花朵大，鲜艳夺目；生长在热带和亚热带的山谷、溪边、疏林下，或攀援于树上、石壁上；主产江苏连云港、广东、福建、浙江临海、安徽黄山等地。花根茎都入药。7—9月间采收，择晴天摘下刚开放的花朵，晒干。凌霄花是连云港的名花之一。我国湖南省凤凰城——南城镇，享有"凌霄之乡"美誉。

凌霄花分为硬骨凌霄、凌霄，常与冬青、樱草放一起赠送给母亲，表达对母亲的热爱之情。凌霄花是一种传统中药材，具有行血去瘀、凉血祛风功能；主治月经不调、经闭症瘕、产后乳肿、皮肤瘙痒、痤疮。凌霄花的根活血散瘀，解毒消肿；用于风湿痹痛，跌打损伤，骨折，脱臼，急性胃肠炎。使用时花每次5~9克，根每次0.3~1两；外用鲜根适量，捣烂敷患处。孕妇慎用。

凌霄花治瘀血阻滞，月经闭止，发热腹胀的配方是凌霄花9克，赤芍15克，丹皮9克，红花6克，桃仁9克，当归10克。水煎服，每日1剂；治肝脾肿大的配方是凌霄花9克，蟅虫9克，鳖甲10克，大黄10克，红花6克，桃仁9克，当归10克。水煎服，每日1剂；治血热风盛的周身痒症的配方是可单用凌霄花9克，水煎服；或用散剂酒调服；或凌霄花9克，生地30克，赤芍10克，归尾9克，白藓皮10克，荆芥9克，防风9克，甘草6克。水煎服，每日1剂；治皮肤湿癣的配方是凌霄花9克，雄黄9克，白矾9克，黄连10克，羊蹄根10克，天南星10克。研细末，用水调匀外擦患处，每日3次。

打碗碗花的简历与功效

打碗碗花，别名野棉花、湖北秋牡丹、羊角扭、断肠草、大头翁、山棉花、秋芍药；春季或秋季采挖，洗净、切片、晒干。花期7至9月，生于荒野、坡地、疏林下或灌丛中；主产于四川、陕西、甘肃、广东、广西、福建、贵州。秋季采收成熟果实，剥去果皮，将种子除去冠毛，晒干。打破碗碗花的品种有普瑞考克丝、九月魅力、菩里兹亨瑞驰，原产中国。

打碗碗花能强心，消肿，清

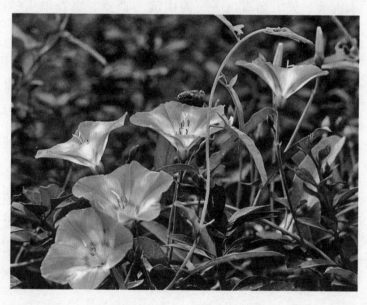

打碗碗花

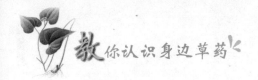

热解毒，排脓生肌，消食化积，止痒杀虫；用于风湿痛、小儿麻痹后遗症、多发性脓肿、毒蛇咬伤、跌打、骨折、痢疾、泄泻、蛔虫病、疮疖痈肿、顽癣、秃疮、小儿疳积、消化不良。内服煎汤，1～2钱；外用煎水洗或捣敷。孕妇慎服，肾炎及肾功能不全禁服。打碗碗花治秃疮的配方是野棉花一两，研粉，青胡桃皮四两，共捣烂外敷；治疮疖痈肿，无名肿毒的配方是野棉花适量，捣烂外敷；治跌打损伤的配方是野棉花一两，童小便泡24小时，晒干研粉，黄酒冲服，每次五分至一钱，每日服二次；治疟疾的配方是野棉花三钱，水煎服。

沉香的简历与功效

沉香，别名蜜香、沉水香、水沉香，处方名有沉香、海南沉香、海南沉、好沉香、上沉香、盏沉、沉香粉、上沉香粉。沉香自古以来即被列为众香之首，是一类特殊的香树——白木香树结出的，混合了树脂成分和木质成分的固态凝聚物。马来沉香树、莞香树、印度沉香树都可形成沉香。沉香树，又名土沉香、白木香、女儿香、牙香树、莞香、六麻树。沉香分布于台湾、广东、广西有栽培；国外分布于印度、印度尼西亚、越南、马来西亚。沉香以质坚体重、含树脂多、香气浓为佳。

沉香分为进口沉香（又名全沉香、沉水香、燕口香、蓬莱香、密香、芝兰香、青桂香）产于印度、马来西亚、新加坡、越南、柬埔寨、伊朗、泰国。印度尼西亚、马来西亚、新加坡所产的沉香称新州香，质量最好；越南产的沉香称会安香，香味带有甜味。进口沉香多呈圆柱形或不规则棒状，表面为

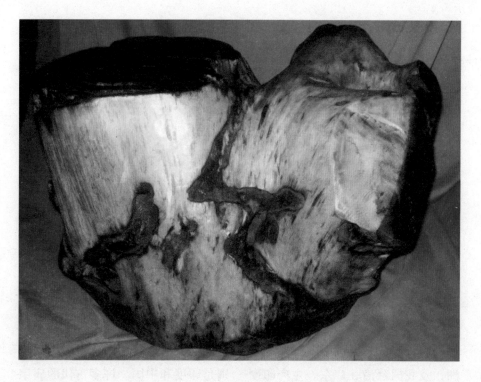

沉 香

黄棕色或灰黑色。具有行气止痛、温中止呕、纳气平喘的功效，药效比白木香好）、海南香（又名海南沉、海南沉香、白木香、莞香、女儿香、土沉香，产于海南岛）、伽南香（又名奇南香、琪南、奇楠、伽南沉）、绿油伽南香、紫油伽南香、盔沉香（又名盔沉）。

沉香又有野生天然沉香、奇楠、人工沉香之别。沉香的树脂可

制成香料或供药用，木材可制线香，树皮可造纸。沉香在唐朝已传入广东，宋朝普遍种植，因集中在东莞，所以又名莞香。由于莞香的洗晒由姑娘们负责，因而得名"女儿香"。 沉香降气温中，暖肾纳气；主治气逆喘息，呕吐呃逆，脘腹胀痛，腰膝虚冷，大肠虚秘，小便气淋，男子精冷。沉香配木香，可补气行气；配肉苁蓉，可温肾滋

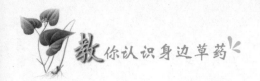

阴。内服煎汤，每次0.5～1钱。阴 亏火旺，气虚下陷者慎服。

檀香的简历与功效

檀香为白檀树的木心。檀香树，别名旃檀、山葫芦、灰木、砒霜子、蛤蟆涎、白花茶、牛筋叶、檀花青。檀香树中的白色为白檀，色紫者为紫檀，白檀最香，可制檀香匣、檀香扇、烫画、刻花，驰名中外的杭州檀香扇就是用檀香木制成。檀香原产印度、澳大利亚、非洲，及我国台湾、广东。主产印度东部、泰国、印尼、马来西亚、东南亚、澳大利亚、斐济，其中以产自印度的老山檀为上乘之品。澳大利亚、印尼所产檀香称为"柔佛巴鲁檀"。檀香木材奇香，常作为高级器具、镶嵌、雕刻等用材。北京雍和宫的白檀巨佛由整根檀香木雕琢而成，是举世无双的艺术珍品。檀香木的刨片，可作为芳香健胃剂；树干和根可取得檀香油，是名贵的天然香料。最好的檀香精油，产自印度的迈索尔。

檀香自古以来便深受欢迎，从印度到埃及、希腊、罗马的贸易路线上，常见蓬车载满着檀香。佛教对檀香推崇备至，以至佛寺常被尊称为"檀林"。檀香独特的香味，具有安辅作用，对于冥想很有帮助，因而被用在宗教仪式中，特别是印度和中国。许多古代的庙宇或家俱，都由檀香木所做。檀香也是香水中常用的原料。檀香分为老山香（也称白皮老山香、印度香，产于印度，是檀香木中极品）、新山香（产于澳大利亚）、地门香（产于印尼、东帝汶）、雪梨香（产于澳大利亚、南太平洋岛国，其中斐济檀香最佳）、小紫叶檀檀香（佛家谓之"栴檀"，有"香料之王"、"绿色黄金"的美誉）、黄檀（产于浙江、江苏、安徽、山东、江西、湖北、湖南、广东、广西、四川、贵州）、紫檀（又名桐木、山葫芦、灰木、砒霜子、蛤蟆涎、白花茶、牛筋叶、檀花青、花桐木、蔷薇木、羽叶檀、青龙木、黄柏木，分布于广东、云南，主治风热、肿毒、杀虫）。檀香采伐木材后，锯成段，除去边材，阴干，

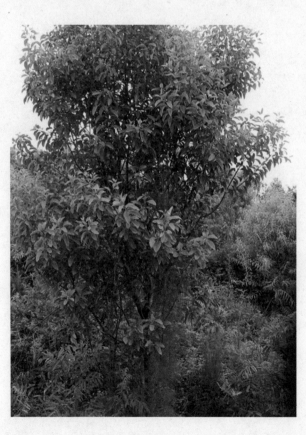

檀香树

刨片，或劈碎生用。

　　檀香是一味重要的中药材，历来为医家所重视。檀香具有消炎、抗菌、催情、镇咳、祛痰、补身、收敛的功效，对胸腔感染、腹泻、支气管炎、肺部感染、喉咙痛、干咳有效果。当粘膜发炎时，檀香可舒缓病情，更可以刺激免疫系统，预防细菌再度感染。檀香对干性湿疹及老化缺水的皮肤特别有益，能使皮肤柔软，改善皮肤发痒或发炎，有助于改善面疱，疖合感染的伤口。檀香行气温中，开胃止痛；用于寒凝气滞，胸痛，腹痛，胃痛食少，冠心病，心绞痛；能治疗喉咙痛、粉刺、抗感染、抗气喘、去邪、去燥、杀菌、防霉、防虫、防蛀。用量每次2~5克。

　　从檀香木中提取的檀香油具有清凉、

147

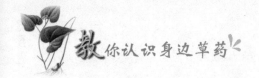

收敛、强心、滋补、润滑皮肤等功效，可用来治疗胆汁病、膀胱炎、淋病、腹痛、发热、呕吐、龟裂、富贵手、黑斑、蚊虫咬伤、皮肤病。另外，紫檀可改善膀胱炎，具有清血抗炎的功效，能催情，增加浪漫情调；能消肿，止血，定痛；主治肿毒，金疮出血。紫檀治金疮，止痛止血生肌的配方是紫檀末敷；治卒毒肿起，急痛的配方是紫檀以醋磨敷。外用研末敷或磨汁涂；内服煎汤。但痈肿溃后，诸疮脓多，阴虚火盛，不宜用。

第六章

质感的矿物类中草药

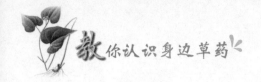

　　矿物是由地质作用形成的天然单质或化合物。在中药谱中，药用部位是由地质作用形成的天然单质或化合物、矿物的加工品、动物或动物骨骼的化石等一类的中药，称为"矿物类中药"。分为：一是原矿物药，即可供药用的天然矿物，如朱砂、石膏；二是以矿物为原料的加工品，如轻粉、红粉等；三是动物或动物骨骼的化石，如龙骨。一般来说，矿物类中药的鉴定因素有矿物的晶系、矿物中水的存在形式、透明度、颜色、光泽、相对密度、硬度、解理、断口、力学性质（脆性、延展性、挠性、弹性、柔性等）、磁性、气味、其他（少数矿物有吸水能力，如龙骨、龙齿、软滑石；有的有滑腻感，如滑石）。具体来说，矿物类中草药主要有牛黄、马宝、石膏、白矾、芒硝、朴硝、朱砂、玳瑁、枯矾、珍珠、鸡内金、胆矾、铁屑、琥珀、硫黄、雄黄、滑石、磁石、赭石、礞石、自然铜、血余炭、阳起石、灶心土、赤石脂、花蕊石、钟乳石、穿破石、海浮石、寒水石、炉甘石、石燕、红粉、轻粉、玄明粉、禹余粮等，本章就来介绍几味常见的矿物类中药。

朱砂的简历与功效

朱砂，别名丹砂、辰砂、丹粟、赤丹、汞沙，为古代方士炼丹的主要原料，也可制作颜料、药剂。产于石灰岩、板岩、砂岩中，分布于湖南、湖北、四川、广西、云南、贵州。采挖后，选取纯净者，用磁铁吸净含铁的杂质，再用水淘去杂石和泥沙，研成细粉。含硫化汞，夹杂少量土质、雄黄、磷灰石。朱砂清心镇惊，安神解毒，养精神，安魂魄，益气明目，润心肺，解胎毒、痘毒，驱邪疟，能发汗，杀魅邪恶鬼。

朱砂治疗用于心神不宁、烦躁不眠，与黄连、莲子心合用；心神不宁，心血虚，与当归、生地黄配伍；阴血虚，与酸枣仁、柏子仁、当归等养心安神药配伍；惊恐或心气虚、心神不宁，将朱砂纳入猪心中炖服；治高热神昏、惊厥，与牛黄、麝香同用；治小儿急惊风，与牛黄、全蝎、钩藤配伍；治癫痫卒昏抽搐，与磁石同用；治疮疡肿毒，与雄黄、大戟、山慈菇配伍；治咽喉肿痛、口舌生疮，与冰片、硼砂配伍。用量每次0.1～0.5克；外用适量。朱砂有毒，不宜大量久服。水沸时入药。另外恶磁石，畏盐水，忌火煅，火煅有剧毒。肝肾病患者慎用。朱砂入火，则烈毒能杀人，可以生羊血、童便、金汁解之。

151

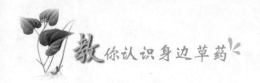
石膏的简历与功效

　　石膏，别名细石、细理石、软石膏、寒水石、白虎，处方名有生石膏、石膏、石羔、煅石膏、熟石膏；产于湖北、安徽、河南、山东、四川、湖南、广西、广东、云南、新疆等地。为长块状或不规则形纤维状的结晶集合体，大小不一，全体白色至灰白色；以色白、块大、半透明、纵断面如丝者为佳。一般于冬季采挖，挖出后，去净泥土及杂石。石膏能清心肺，治烦躁，泄郁热，止燥渴，治热狂，火嗽，收热汗，消热痰，住鼻衄，调口疮，理咽痛，通乳汁，平乳痛，解火灼，疗金疮，杀虫，利小便。

　　石膏解肌清热，除烦止渴；主治热病壮热不退，心烦神昏，谵语发狂，口渴咽干，肺热喘急，中暑自汗，胃火头痛，牙痛，热毒壅

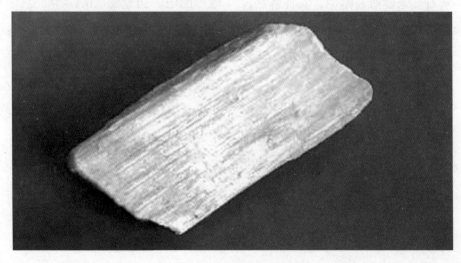

石　膏

盛，发斑发疹，口舌生疮；煅敷生肌敛疮；外治痈疽疮疡，溃不收口，汤火烫伤。内服煎汤，0.3～1两；外用煅研撒或调敷。脾胃虚寒及血虚、阴虚发热者，忌服；食少者，不可用石膏；石膏能缓脾益气，止渴去火，解肌出汗，研为末，醋研丸如绿豆大，以泻胃火、痰火、食积。石膏恶莽草、马目毒公、巴豆，畏铁。石膏配桑叶，清宣肺热；配桂枝，表里双解；配白芷，清热泻火、消肿止痛；配知母，清热除烦；配半夏，肺胃双清、降逆化痰；配甘草，清肺止咳；配竹叶，清热除烦。

炉甘石的简历与功效

炉甘石，别名甘石、卢甘石、芦甘石、羊肝石、浮水甘石、炉眼石、干石，为碳酸盐类矿物菱锌矿的矿石。菱锌矿呈钟乳状、块状、土状、皮壳状，纯者白色，常被染成灰白、淡黄、浅绿或浅褐色。产于湖南、广西四川、云南等地。采得后，除去杂石、泥土。炉甘石分为生甘石（菱锌矿）、浮水甘石（水锌矿，多为白色，孔隙较多，体轻，质松软，有较强吸水性），以色白、体轻、质松为佳。

炉甘石为不溶于水的天然碳酸锌，广用于皮肤科，作为防腐、收敛、保护剂，以治疗皮肤炎症或表面创伤。外用可抑制局部葡萄球菌生长；能部分吸收创面分泌液，有收敛、保护作用。炉甘石外用方法是水飞点眼，研末撒或调敷。忌内服。炉甘石能解毒明目退翳，收湿止痒敛疮；用于目赤肿痛，眼缘赤烂，翳膜胬肉，溃疡不敛，脓水淋漓，湿疮，皮肤瘙痒。

炉甘石治眼睛突然红肿的配

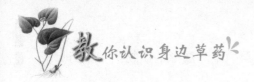

方是用炉甘石(火煅、尿淬)、风火消，等分为末。每次取少许，加清水化匀点眼；治各种翳膜的配方是用炉甘石、青矾、朴硝，等分为末。每次取一小茶匙，化在开水中，等稍冷，即用以洗眼。一天洗三次；治一切目疾的配方是用炉甘石半斤，加锉成小粒的黄连四两，放在瓦罐里，煮两沸。去掉黄连，单取炉甘石研末，加片脑二钱半。共研匀，贮存在小瓦罐中。每次用少许点眼；治目中诸症的配方是用炉甘石半斤，煅赤，研细；另取黄连四两，切片煎水浸泡炉甘石粉，澄清后，取粉晒干。用时，每次取这种炉甘石粉三分，加铅粉(二连水浸过后再炒)三分、雄黄粉一分、片脑半分，共研匀，点眼；治两眼烂边，迎风流泪的配方是炉甘石、石膏各一钱，海螵蛸三分，共研细，加少量片脑加麝香，点眼；治耳流脓汁的配方是用炉甘石、矾石各二钱，胭脂半钱，麝香少许，共研细，吹耳内；治牙齿稀疏的配方是用炉甘石(煅过)、石膏，等分为末，每次用少许擦牙，忌用牙刷；治下疳阴疮的配方是用炉甘石(火煅、醋淬五次)一两、孩儿茶三钱，共研为末，调麻油，敷患处；治阴汗湿痒的配方是用炉甘石一分、蚌粉半分，共研为末，敷患处。

轻粉的简历与功效

轻粉，别名汞粉、峭粉、水银粉、腻粉、银粉、扫盆，为粗制氯化亚汞结晶，片状，状似雪花，色白，有银色光泽。产于湖北、河北、湖南、云南等地，主要含氯化亚汞。毒性虽小，但与水共煮，则分解成氯化汞及金属汞，都有剧毒；在曝光时，甘汞颜色渐渐变深，具剧毒。轻粉以洁白、片大、明亮、呈针状结晶、质轻、无水银珠者为佳。轻粉外用有杀菌作用，内服适量能制止肠内异常发酵，通利大便；大量可中毒。轻粉对堇色毛癣菌、许兰氏黄癣菌、奥杜盎氏小芽胞癣苗、红色表皮癣菌、星形奴卡氏菌等皮肤真菌，均有抑制作用。轻粉杀虫，攻毒，利水，通便；主治疥癣，瘰疬，梅毒，下疳，皮肤溃疡，水肿，臌胀，大小便闭。外用研末调敷或干撒。内服研末，每次2～5厘；内服宜慎，体弱及孕妇忌服。轻粉畏磁石、石黄，忌血。血虚、小儿疳病、脾胃两虚、小儿慢惊、痰涎壅上、杨梅结毒、气虚久病之人，均不宜服。

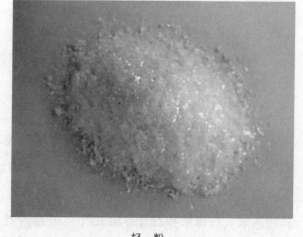

轻　粉

　　轻粉治人面上湿癣的配方是轻粉、斑猫(去翅、足)。上研细，用温水以鸡翎扫之周围；治小儿生癣的配方是猪脂和轻粉抹之；治小儿头疮的配方是葱汁调腻粉涂之；治风虫牙疳，脓血有虫的配方是轻粉一钱，黄连一两。为末掺之；治杨梅疮癣的配方是汞粉、大风子肉。等分为末，涂之；治杨梅疮毒的配方是轻粉、胡桃仁、槐花、红枣内各二钱。捣丸。分作三服，初日鸡汤下，二日酒下，三日茶下。三口服尽；治杨梅的配方是血丹、轻粉各等分。猪胆汁调搓；治下疳阴疮的配方是轻粉末干掺之；治血痢的配方是腻粉五钱，淀粉三钱。同研匀，用水浸蒸饼心少许，和为丸如绿豆大。每服七丸或十丸，艾一枝，水一盏，煎汤下；治大小便不通，腹胀喘急的配方是腻粉一钱，生麻油一合。相合，空腹服之。

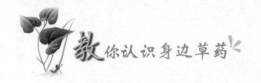

秋石的简历与功效

秋石，别名龙虎、金华、炼秋石、淡秋石、黄芽、龙虎石、秋丹石，为人中白和食盐的加工品；古代用人尿、秋露水和石膏等加工制成。秋石是用石膏浸入童便中制成或从青少年男女尿中提取的养生药物；精致的称为秋冰；产于安徽桐城。制成的方剂有秋石还元丹、阴阳二炼丹、秋冰乳粉丸、直指秋石丸、秋石交感丹、秋石四精丸、秋石精丸等。秋石分为淡秋石、咸秋石，其中淡秋石是取漂净晒干的人中白，研成粉末，加白及浆水作辅料，拌和后，用模型印成小方块，晒干。淡秋石含有少量激素，对抗衰老有积极意义。

阳炼秋石的方法是，将草鞋数百双，旧者尤佳，长流水漂晒七日，去黄色，浸尿桶中，日晒夜浸，一月许，曝干，烈日中烧灰，

须频挑拨令烧尽，滚汤淋汁澄数日，锅内烧干，重加雨水煮溶，篾篰纸数重，滤净再澄，半月余，银缶器内煮干，色白如霜，铅罐收之。阴炼淡秋石，主治夏暑热淋，小便不通及浊淋、沙石淋、血淋、老人小便淋沥涩痛。淡秋石为灰白色或淡红色小方块，表面不甚光滑，无光泽。以块整、干燥、无咸臭味者为佳；咸秋石，又名盆秋石，为盆状或馒头状结晶块，洁白或淡黄色，有光泽。以色白、整块者为佳。秋石主治虚劳冷疾，小便频数，漏精白浊。内服入丸、散，每次1.5～3钱；外用研末撒。脾、胃虚寒者忌服。

秋石治男子妇人虚劳瘦的配方是秋石一两，干山药一两。研末，别以酒调山药为糊，丸如梧桐子大，又以干山药为衣。每服二十

丸，温酒米饮任下；补肾水，治虚劳的配方是真秋石十两，白茯苓四两，莲肉四两，山药四两，小茴香二两。酒丸，空心米饮下。女子加生地二两，熟地四两，川芎三两，红枣肉为丸；治色欲过度，损伤心气，遗精、小便频数的配方是秋石、白茯苓各四两，莲肉、芡实各二两。为末，蒸枣肉和丸、梧子大。每空心盐汤下三十丸；治赤白带下的配方是真秋石研末，蒸枣肉捣丸梧子大。每服六十丸，空心醋汤下；治噎食反胃的配方是秋石，每用一钱，白汤下。

龙骨的简历与功效

龙骨，别名陆虎遗生、那伽骨、生龙骨、煅龙骨、五花龙骨、青化龙骨、花龙骨、白龙骨，为古代哺乳动物如象类、犀牛类、三趾马等骨胳的化石；分布于河南、河北、山西、内蒙古、青海、云南、

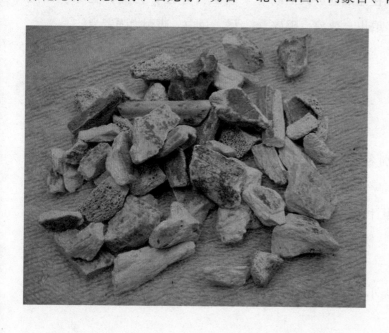

龙　骨

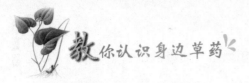

陕西、山东、湖北、四川、广西等地。龙骨主要产于第三纪沉积岩（泥质岩、粉砂岩）及第四沉积物中。挖出后，除去泥土及杂质。五花龙骨质酥脆，出土后，露置空气中极易破碎，常用毛边纸粘贴。龙骨主含碳酸钙、磷酸钙，能敛气逐湿，止盗汗，安神，涩精止血；主治夜卧盗汗，梦遗，滑精，肠风下血，泻痢，吐衄血，崩带；外用可敛疮口，研末敷患处。

龙骨的炮制方法是龙骨刷净泥土，打碎；煅龙骨的炮制方法是取刷净的龙骨，在无烟的炉火上或坩埚内煅红透，取出，放凉，碾碎。

龙骨分为五花龙骨、白龙骨，其中五花龙骨又名青化龙骨、花龙骨，为不规则的块状，大小不一。全体淡黄白色，夹有蓝灰色及红棕色的花纹，深浅粗细不一。表面平滑，时有小裂隙。断面多粗糙，质硬而脆，易片片剥落而散碎。吸湿性强，无臭，无味。以质脆、分层、有五色花纹、吸湿力强为佳。白龙骨为不规则的块状，大小不一。表面白色、灰白色或黄白色，较光滑，有的具纹理与裂隙，或具棕色条纹和斑点。质硬，细腻如粉质。吸湿力亦强，无臭，无味。以质硬、色白、吸湿力强者为佳。

牛黄的简历与功效

牛黄，别名丑宝，为牛的干燥的胆结石。宰牛时，如发现有牛黄，即滤去胆汁，将牛黄取出，除去外部薄膜，阴干。牛黄多呈卵形、类球形、三角形、四方形、管状或碎片，大小不一，直径0.6～3厘米。表面黄红色至棕黄色，有的表面有一层黑色光亮的薄膜，称"乌金衣"。体轻，质酥脆，易分层剥落，断面金黄色。气清香，味苦而后甘，有清凉感，不粘牙。牛黄主产于华北、东北、西北、河南、湖北、四川、云南、贵州、江苏、浙江等地。牛黄不宜冷存，以免变黑失效。一旦发霉，可用酒擦洗。用深棕色玻璃瓶贮存，或用塑料袋包装的铁盒内。

牛黄分为天然牛黄（主产于北京，河北，天津，新疆乌鲁木齐、伊犁、昌都，青海，西藏，内蒙古包头、呼和浩特，河南洛阳、信阳，广西百色、宜山，甘肃岷县、卓尼，陕西西安、宝鸡，上海，江苏南京等地，以个整齐、色泽鲜艳、棕黄色、质细腻、气味清香为佳）、人造牛黄（由牛胆汁或猪胆汁提取，经人工制造而成，以干燥、色黄为佳）。另外，还将产于华北的称为京牛黄，产于东北的称为东牛黄，产于西北的称为西牛黄。进口牛黄分为金山牛黄、印度牛黄，金山牛黄产于阿根廷、乌拉圭、巴拉圭、智利、玻利维亚、加拿大等地。依牛黄的生长部位不

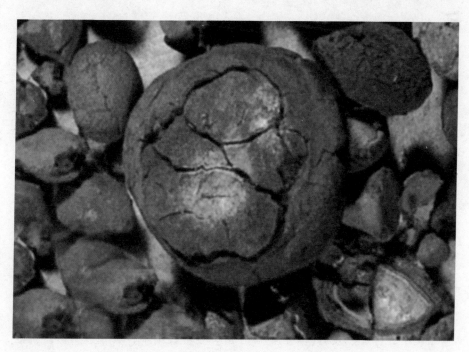

牛　黄

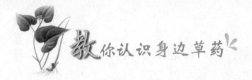
同，名称也不同，如生长于胆囊中的称为"胆黄"，生长于胆管中的称为"管黄"，生长于肝管中的称为"肝黄"，常见的为胆黄。

牛黄清心，豁痰，开窍，凉肝，息风，解毒；用于热病神昏，中风痰迷，惊痫抽搐，癫痫发狂，咽喉肿痛，口舌生疮，痈肿疔疮。用量每次0.15～0.35克；外用适量，研末敷患处。孕妇慎服。牛黄用于温热病及小儿惊风，常与朱砂、全蝎、钩藤配伍；用于温热病热入心包，中风，惊风，疯痛，口噤，痰鸣，单用；治婴儿口噤，与麝香、栀子、黄连配伍；治疗咽喉肿痛，口舌生疮，与黄芩、雄黄、大黄同用；治咽喉肿痛、溃烂，与珍珠为末吹喉；治痈疽、疔毒、乳岩、瘰疬，与麝香、乳香、没药合用。

 教你一小手

牛黄的治病配方

牛黄治热入血室，发狂不认人的配方是牛黄二钱半，朱砂三钱，脑子一钱，郁金三钱，甘草一钱，牡丹皮三钱。上为细末，炼蜜为丸，新水化下；治中风痰厥、不省人事，小儿急慢惊风的配方是牛黄一分，辰砂半分，白牵牛二分。共研为末，作一服，小儿减半。痰厥温香油下。急慢惊风，黄酒入蜜少许送下；治小儿心肺烦热，黄瘦，毛焦，睡卧多惊，狂语的配方是朱砂半两，牛黄一分。上药，同研如面。每服，以水磨犀角，调下；治小儿胎风热、撮口发噤的配方是牛黄(研)一分，淡竹沥半合。三、四岁儿每服半钱，日三服；治乳癌，肺痈，小肠痈的配方是犀黄三分，麝香一钱半，乳香、没药(各去油)各一两。各研极细末，黄米饭一两，捣烂为丸，忌火烘，晒干。陈酒送下三钱，患生上部，临卧服，下部空心服；

治胎毒疮疖及一切疮疡的配方是牛黄三钱，甘草、金银花各一两，草紫河车五钱。上为末，炼蜜丸服；治小儿鹅口疮，不能饮乳的配方是牛黄一分，为末。上一味，用竹沥调匀，沥在儿口中。

马宝的简历与功效

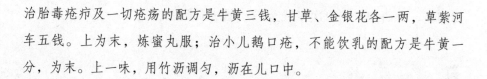

我国马的品种有蒙古、河曲、伊犁、三河、黑河等种，毛色有青毛、花毛、黑毛、栗毛。马宝，别名马结石、马粪石、黄药，为马的胃肠中的结石。马宝呈圆球形、卵圆形、扁圆形，大小不一，一般直径为6~20厘米。表面粉白色、灰白色、青白色。质坚硬，重如石。剖面呈灰白色，有同心层纹，俗称"涡纹"，中心常见有金属、树枝等异物。剖开后气臭、味淡且微咸。主产于河北、内蒙古、新疆、黑龙江、吉林、辽宁、云南、贵州、西藏等牧区，内蒙古草原是马宝的主要产地。马宝的采储方式有：杀马后取出胃肠道结石；在结石发病比较高地区，从马排出的粪便中寻找结石；在结石性疝痛的手术时寻找结石。

马宝全年可收集，将病马宰杀后摸其胃肠中有结石者，取出用清水洗净，晾干；以色青白、外表有光泽、润滑如玉，有细草纹、质坚硬、断面涡纹细微者为佳品。马宝的伪造品有用水泥为原料的人工伪造马宝、骡宝、驴宝。马宝含磷酸镁、碳酸镁、碳酸钙，能清热化痰，镇惊安神；用于癫痫，小儿抽搐，痈肿疮毒，神经性失眠、癔病，痉挛性咳嗽，痰热内盛，神志昏迷，吐血衄血。用量每次0.5~3克。中寒痰湿者禁服。马宝治小儿惊痫的配方是马宝二钱，牛黄五分。共研细末，每次一分，日服二次。二岁以下小儿酌减；治肺结核的配方是马宝二钱，百部二钱，白

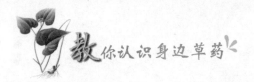

芨四钱。共研细末，每次半钱至一 钱，日服三次。

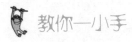 教你一小手

马宝的真假鉴别

马宝常见伪品有骡宝、驴宝或水泥伪制品等。真品马宝的经验鉴别法如下：一是看内外形态。见表面蛋青色或灰白色，有光泽，剖面有"涡纹"及玻璃样光泽者为真品。如体小质轻，削面层纹不明显，中心有类似未变化的类球者，多为驴宝。二是取样品粉末少许，撒于锡纸上，下面用火燃烧使热，其粉末迅速聚集于一处，并发出马尿气味者为真品。如缓慢地聚集者，多为驴宝或骡宝。三是取样品粉末少许置试管内，倒入米醋20～30毫升，见无泡沫者为真品。如系用水泥伪制者，加酸液则有大量气泡形成，而马宝加酸液无此反应。

珍珠的简历与功效

珍珠，别名真朱、真珠、蚌珠、珠子、濂珠，是种有机宝石。我国是世界上利用珍珠最早的国家之一，早在四千多年前的《尚书·禹贡》中就有河蚌能产珠的记载。蚌为底栖类软体动物，一般生活在江、河、湖泊、沼泽、小溪或水田等淡水环境中。汉朝时，珍珠分为南珠、北珠；13世纪，我国以铅制核，植入乌贝，成功育成有核珍珠；明代是中国采珠业的鼎盛时期，弘治年间珍珠年产量最高达2.8万两；珍珠在清朝后期枯竭；1958年在合浦白龙建立珍珠养殖场；

162

1985年浙江诸暨建立全国最大的淡水珍珠市场；目前，中国淡水珠产量占世界产量的95%以上。我国天然淡水珍珠主要产于华南各省的湖泊，主产于广西合浦，浙江诸暨，江苏渭塘，湖南洞庭湖，黑龙江庆安，安徽宣城、南陵、当涂，台湾等地。

珍珠与玛瑙、水晶、玉石并称我国古代传统"四宝"。珍珠按成因分为天然珍珠、人工养殖珍珠，天然珍珠主要是指在贝、蚌的体内自然形成的珍珠。珍珠以正圆形为最好，即走盘珠。珍珠又分为海水珠、淡水珠、人造珠珍珠以颗粒圆整、光泽透明、有宝光、质地坚硬者为佳。淡水珍珠主产于中国和日本，淡水珍珠与海水珍珠最明显的差别为淡水珍珠没有内核，而海水珍珠有很大的内核。天然珍珠呈圆球形、椭圆形、不规则的球形或长圆形，直径1~6毫米。养珠形状与天然珍珠相似，但表面光泽较弱。

珍珠的颜色有白色系、红色

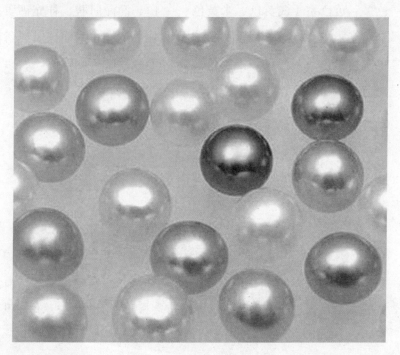

珍　珠

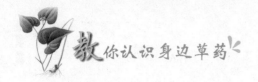

系、黄色系、深色系和杂色系五种，细分为白色、粉红色、淡黄色、淡绿色、淡蓝色、褐色、淡紫色、黑色，以白色为主。淡水珍珠主要有三种天然颜色，白色，粉红色和紫色。中国产的海水珠一般只有白色。澳大利亚产的海水珠有白色和金色。法国产的海水珠有黑色和孔雀绿色。一般来说，海水珍珠的颜色分为白色系（纯白色、奶白色、银白色、瓷白色）、红色系（粉红色、浅玫瑰色、淡紫红色）、黄色系（浅黄色、米黄色、金黄色、橙黄色）、黑色系（黑色、蓝黑色、灰黑色、褐黑色、紫黑色、棕黑色、铁灰色），以及紫

色、褐色、青色、蓝色、棕色、紫红色、绿黄色、浅蓝色、绿色、古铜色。

珍珠药用在中国已有2000余年历史。三国医书《名医别录》、梁代《本草经集》、唐代《海药本草》、宋代《开宝本草》、明代《本草纲目》、清代《雷公药性赋》等医药古籍，都对珍珠的疗效有明确记载。珍珠具有安神定惊、明目去翳、解毒生肌等功效，能提高人体免疫力、延缓衰老、祛斑美白、润泽肌肤、补充钙质；适用于惊悸怔忡、癫痫惊风、目赤肿痛、翳膜遮睛、咽喉腐烂、口舌生疮、溃疡久不收口。

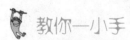
教你一小手

珍珠的真假鉴别

一是磨擦。两颗珍珠互相轻轻磨擦，会有粗糙的感觉，而假珍珠则产生滑动感觉；二是钻孔。观察钻孔是否鲜明清晰，假珠的钻孔有颜料积聚。三是颜色。每一颗珍珠的颜色都略有不同，除了本身色彩之外还带

有伴色，但假珠每一颗的颜色都相同，而且只有本色，没有伴色；四是冰凉感。珍珠放在手上有冰凉的感觉，假珠则没有。五是形状为圆形。另外在珠母和外附珍珠层间有一条褐色的结合线，从珍珠钻孔的地方向内观察清晰可见；有核养殖珍珠中的珠母上，有透明度不同的条纹，所以将有核养殖珍珠放在暗处，用强光透射，可以看到明暗不同的条纹。而天然珍珠和无核养殖珍珠则无此现象；有核养殖珍珠和天然珍珠一样，可以见到隆起的小疤或两粒小珠摩擦时有砂粒感。这些特点是与仿制珍珠的区别所在。

琥珀的简历与功效

琥珀，别名血琥珀、血珀、红琥珀、光珀、兽魄、江珠、顿牟、遗玉，是第三纪松柏科植物的树脂，经地质作用掩埋地下，经过很长的地质时期，树脂失去挥发成分并聚合、固化形成琥珀。它常与煤层相伴而生。琥珀是一种有生命的宝石。琥珀的英文名称为Amber，意思是"精髓"。中国古代认为琥珀为"虎魄"。琥珀一直到白垩纪早期才出现，著名的琥珀沉积岩位于波罗的海地区和多米尼加共和国。波罗的海区琥珀有时含有昆虫或植物的残体。

琥珀是碳氢化合物，含有琥珀酸和琥珀树脂。琥珀的形状多呈饼状、肾状、瘤状、拉长的水滴状和其它不规则形状。颜色多呈黄色、橙黄色、棕色、褐黄色或暗红色，浅绿色、黄色、淡紫色的品种极为罕见。油脂光泽，透明至半透明。加热散发出芳香的松香气味，溶于酒精。常含有昆虫、种子和其它包裹体。根据琥珀的颜色、特点可分为金珀、血珀、虫珀、香珀、灵珀、石珀、花珀、水珀、明珀、蜡

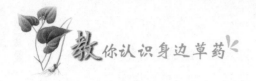

珀、密腊、红松脂，其中金珀最珍贵。琥珀依昆虫的清晰程度、形状大小、颜色，决定其经济价值。颜色以绿色和透明红色最好。最贵重的品种是包裹含昆虫的琥珀，俗称"琥珀藏蜂"，以昆虫清晰、形态栩栩如生、个体大、数量多最佳。

欧洲波罗的海沿岸国家（如俄罗斯、波兰、丹麦）产的琥珀最著名，意大利西西里岛产有奶蓝色或绿色的琥珀，缅甸产有褐色和橙色者，均罕见。俄罗斯有国宝"凯撒大帝的琥珀房间"。中国的琥珀产地有辽宁抚顺、河南南阳，抚顺产的琥珀呈黄到金黄色，是极珍贵的品种。我国传统上按色泽与透明度、纯净度，将琥珀分为明珀、蜡珀、花珀、水珀，其中包裹昆虫的为灵珀，为上上品。

琥珀多用来制作串珠、佛珠、

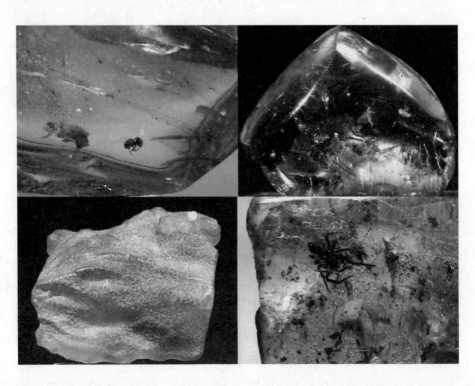

琥珀

雕刻品、香烟盒、卫生香。作为宝石有近6000年的历史。自古以来在欧洲，琥珀被视为吉祥物，是欧洲宝石文化的代表。传说是古希腊女神赫丽提斯的眼泪变化而成的。我国则认为琥珀是猛虎死后的魂魄变化而来。琥珀在隋唐前仅产于我国的云南，来源稀少，十分珍贵。琥珀还被佛教视为圣物，与金、银、珍珠、珊瑚、车渠、琉璃列为佛教七宝。如今天然琥珀日渐稀少，各种塑料、玻璃、合成树脂甚至"溶结琥珀"充斥市场，鱼目混珠。辨别琥珀真假的方法是天然琥珀质地很轻，在饱和盐水中浮起，燃烧或用力磨擦会散发出松香味。赝品沉底。

在实际生活中，人们把琥珀佩戴身上，可安五脏、定魂魄、去鬼邪。琥珀能够消痛镇惊，有的地方常给小孩胸前挂一串琥珀，以驱邪镇惊。琥珀形状有不规则块状、颗粒状、或多角形，大小不一。颜色有血红色、黄棕色、暗棕色，近于透明。质松脆，具玻璃样光泽，捻之即成粉末。无臭，味淡，不溶于水，燃烧易熔、爆炸有声、冒白烟，有松香气。琥珀能够镇静，利尿，活血；用于惊风，癫痫，心悸，失眠，小便不利，尿痛，尿血，闭经。用量每次0.5~1钱。

雄黄的简历与功效

雄黄，别名明雄黄、二硫化二砷、石黄、鸡冠石、黄金石，是砷硫化物矿物之一，呈细小的柱状、针状，通常为致密粒状或土状块体。桔红色，条痕呈浅桔红色。金刚光泽，断口为树脂光泽。用炭火加热，会冒出有大蒜味的白烟。置于阳光下曝晒，会变为黄色的雌黄和砷华。雄黄主产于低温热液矿床中，常与雌黄、辉锑矿、辰砂共生；产于温泉沉积物和硫质火山喷气孔内沉积物的雄黄，常与雌黄共

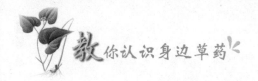

生。采挖后，除去杂质，或由低品位矿石浮选生产的精矿粉，即为雄黄。全年可采，雄黄在矿中质软如泥，见空气即变坚硬，可用竹刀取其熟透部分，除去杂质泥土，精选后碾细，生用。产于甘肃、陕西、湖南、贵州、云南、四川等地。

雄黄加热到一定温度后在空气中可被氧化为剧毒——三氧化二砷，即砒霜。砷矿物主要用于提炼元素砷、制造砷酸和砷的化合物砷酸钙、砷酸钠、砷酸铅。砷铅合金在军事工业中用以制造子弹头、军用毒药和烟火；砷铜合金用于制造雷达零件和汽车；轻工业中用以制造乳白色玻璃、玻璃脱色、浸洗羊毛、制革药剂、木材防腐；农业上用作杀虫剂、除草剂、灭鼠药等含砷农药；医药上作药物及强刺激剂。高品位的雄黄和雌黄可直接作中药，砷华制品的药物叫砒霜。雄黄精矿粉可用于制造鞭炮、烟花和蚊香。又称作石黄、黄金石、鸡冠石，是一种含硫和砷的矿石，质软，性脆，通常为粒状，紧密状

块，或者粉末，条痕呈浅桔红色。雄黄主要产于低温热液矿床中，常与雌黄、辉锑矿、辰砂共生；产于温泉沉积物和硫质火山喷气孔内沉积物的雄黄，则常与雌黄共生。不溶于水和盐酸，可溶于硝酸，溶液呈黄色。置于阳光下曝晒，会变为黄色的雌黄和砷华，所以保存应避光以免受风化。加热到一定温度后在空气中可以被氧化为剧毒成分三氧化二砷，即砒霜。我国在每年农历五月初五端午节有喝雄黄酒以辟邪的传统习惯。雄黄粉能解毒杀虫，败毒抗癌，祛痰镇惊，消炎退肿，燥湿祛痰，截疟；主治痈肿疔疮，蛇虫咬伤，虫积腹痛，惊痫，疟疾，各种癌症。用量每次0.05～0.1克，入丸散用；外用适量，熏涂患处。内服宜慎；不可久用；孕妇禁用。

雄黄治痰鸣哮喘的配方是雄黄500克，研末，面糊为丸制成1000丸。成人每天服药1丸，温开水送。小孩2~4岁服1/4丸，5~9岁1/3丸，10~15岁1/2丸；治破伤风的配方是雄

黄、草乌各3克，防风6克，研末。每服3克，温酒调服，日可三服；虫疥湿癣的配方是雄黄、蛇床子各30克，水银15克 前二味研细，入水银研至不见星珠，以猪油调和，早、晚以汤洗净后涂搽；虫菌阴痒的配方是雄黄、羊蹄各30克，水煎熏洗，用于滴虫性、念珠菌性及湿癣导致的外阴瘙痒；腮腺炎的配方是雄黄、明矾各50克，冰片3克 共研细末，每次用3~5克酌加75%酒精调成糊状，涂于局部，日2~3次；水田皮炎的配方是雄黄、炙角各1克，麝香4.5克，乳香、没药（去油）各30克，研匀，黄米饭30克，捣和为丸，晒干（忌火烘）。每服9克，陈酒送服。

教你一小手

雄黄的治疗癌症配方

治疗肝癌的配方：雄黄、老生姜等份，取老生姜一块，中心挖空，四周留半厘米厚，填塞以雄黄，用挖出的生姜末把洞口封紧，置陈瓦上，用炭火培干，约7~8小时，焙至金黄色脆而不焦，一捏就碎时即可研粉，过筛，放在一般膏药上，外敷肝肿大处。同时取紫胡12克，肉豆蔻、砂仁、枳壳、槟榔各9克，乌药、沉香、木香各6克，共研细末，每服3克，每日2次温开水送。

乳腺癌的配方：雄黄6克，露蜂房、山慈姑各15克，分别研，再和匀研细，分成24包，每包1.5克，每服1包，日服2次。

官颈癌的配方：雄黄、钟乳石各13.5克，蛇床子4.0克，血竭7.5克，没药9克，乳香、儿茶、冰片、硼砂、硇砂各10.5克，铅丹46.5克，白矾58.5克。共研细末，以适量涂敷官颈，每周2次。同时取水蛭、虻虫、制乳

169

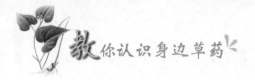

香、制没药、黄连和6克，蜂房、全蝎、黄柏各9克，牡丹皮12克，龙胆草15克，共研细末，用银花9克煎水，泛制为丸，用雄黄9克研细为衣，忌高温烘，每服1.5克，日2次吞服。

灶心土的简历与功效

灶心土，别名灶中黄土、伏龙肝、釜下土、釜月下土、灶心土，为久经柴草熏烧的灶底中心的土块。在拆修柴火灶或烧柴窑时，将烧结的土块取下，用刀削去焦黑部分及杂质即是。灶心土为不规则的块状，大小不一。全体红褐色，表面有刀削痕，常有蜂窝状小孔。以块大，色红褐，质细软为佳。灶中土与炮姜，均适应于脾胃虚寒，腹

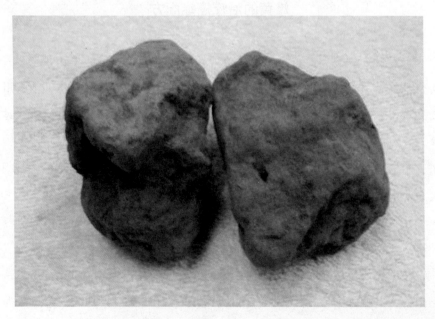

灶心土

痛泻痢以及阳虚失血之症，灶中土偏于温中止血，并有和胃降逆止呕作用。灶中土能温中燥湿，温经止血，止呕止血，温脾涩肠止泻；主治脾气虚寒，摄血无力所致吐血、便血、崩漏下血，焦虚寒呕吐、妊娠呕吐，脾虚久泻，呕吐反胃，腹痛泄泻、衄血、尿血，妇女妊娠恶阻，崩漏带下，痈肿溃疡。内服，煎汤（布包），每次1～2两；外用研末调敷。阴虚失血及热证呕吐反胃，忌服。痈肿毒盛难消者，不得独用。

灶心土被称为伏龙肝，还有个有趣的民间传说。相传宋代著名儿科医生钱乙，为"儿科之圣"，著有《小儿药证直决》。钱乙做过翰林医官。一天，宋神宗的皇太子突然生病，请了不少名医诊治，毫无起色，病情越来越重。皇帝十分着急。这时有人向皇帝推荐钱乙。于是，钱乙被召进宫内。皇帝见他身材瘦小，貌不出众，有些小看他，但只好让他为儿子诊病。钱乙从容不迫地诊视一番，要过纸笔，写了一贴"黄土汤"的药方。宋神宗接过处方一看，见上面有一味药竟是黄土，不禁勃然大怒道："你真放肆！难道黄土也能入药吗？"钱乙回答说："据我判断，太子的病在肾，肾属北方之水，按中医五行原理，土能克水，所以此症当用黄土。"宋神宗见他说得头头是道，心中疑虑已去几分。于是，皇帝命人从灶中取下一块焙烧过很久的黄土，用布包上放入药中一起煎汁。太子服下一贴后，抽筋便很快止住。用完两剂，病竟痊愈如初。从此灶心土被传颂为"伏龙肝"。

伏龙肝治反胃的配方是灶中土，用十余年者，为细末，米饮调下三、二钱许；治心痛冷热的配方是伏龙肝末，煮水服方寸匕。若冷，以酒和服；治吐血、泻血，心腹痛的配方是多年垩壁土、地炉中土、伏龙肝。上等分，每服一块如拳大，水二碗，煎一碗，澄清服，白粥补之；治吐血、鼻血不止的配方是伏龙肝半升。以新汲水一大升，淘取汁和蜜顿服；治妇人血露

171

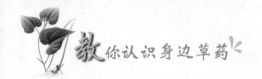

的配方是炒伏龙肝半两，蚕沙一两，阿胶一两。同为末，温酒调，空肚服二、三钱；治产后血气攻心痛，恶物不下的配方是灶中心土研末，酒服二钱；治小儿丹毒的配方是多年灶下黄土末，和屋漏水敷之，新汲水亦可，鸡子白或油亦可，干即易；治小儿重舌的配方是灶月下黄土末，苦酒和涂舌上；治小儿脐疮的配方是伏龙肝，细研末敷之；治臁疮久烂的配方是灶内黄土、黄柏、黄丹、赤石脂、轻粉末等分。清油调，入油绢中贴之，勿动，纵痒亦忍；治痈肿的配方是伏龙肝以大酢和作泥，涂布上贴之，干则易之。

狗宝的简历与功效

狗宝，别名狗结石，为犬的胃、胆囊、肾脏及膀胱中的结石，为我国传统中医药材，自古与牛黄、马宝并称为"三宝"。主产于内蒙古、西藏、新疆、河北、贵州、广东、广西、吉林、辽宁、黑龙江、青海、河南、安徽等地。狗宝呈圆球形或椭圆形，大小不一，一般直径1.5～5厘米。表面灰白色或灰黑色。质重，坚实而细腻，以指甲刻之可留痕迹。气微腥，味微苦，嚼之有粉性而无砂性。以色白细腻、指甲划之有痕迹、断面有层纹者为佳。

狗宝的炮制方法是取原药材，刷净，敲碎，除去核心中异物，研成细粉。狗宝能够降逆气，开郁结，消积，解毒；主治噎膈，反胃，胸胁胀满，痈疽疔疮，风毒痰火，噎食。尤其是对胃癌、食道癌、恶疮有独特疗效。内服研末，每次3～5分；外用适量，撒布患处。脾胃虚弱、气血衰少者，慎服。

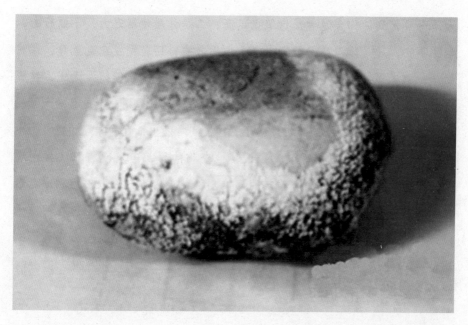

狗　宝

狗宝治噎食病数月不愈的配方是狗宝为末，每服一分，以威灵仙二两，盐二钱，捣如泥，浆水一钟，搅匀，去滓调服，每日二次；治痈疽疮疡的配方是狗宝五分，蜂房一钱。水煎，日服二次；治赤疔疮的配方是狗宝八分，蟾酥二钱，龙脑二钱，麝香一钱。为末，好酒和丸麻子大，每服三丸，以生葱三寸，同嚼细，用热葱酒送下，暖卧，汗出为度。

 教你一小手

如何寻找到狗宝

狗宝多产于病狗，病狗的特征有：年龄越大的狗有狗宝的可能性越

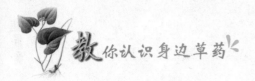

大，而且采到的狗宝越大，价值也越高；二是体质瘦弱乏力，不愿行走，坐卧不安；三是体温高，长期发烧，似病非病；四是毛发杂乱无章，蓬松如草，无光泽，甚至毛发大量脱落，逐渐光秃；五是眼睛暗淡无光，结膜发红而久治不愈；六是日食量少，进食无规律，而且挑剔；七是喜欢大量饮水，特别爱喝盐水；八是日常烦躁不安，夜间常发出低沉的呻吟和哀嚎。

　　有上述特征的狗在宰杀时，认真检查狗的胃，若发现有石头样硬块物，即为狗宝。先用刀把有狗宝的部位割下，小心剖开，取出后剔净粘附在上面的肉膜等杂物，用清水反复洗净，然后用丝布包扎好，放在阴凉干燥处自然干燥。干燥过程中，切忌风吹日晒及火烤，否则狗宝开裂而影响质量。

第七章

温润多用的动物类中药

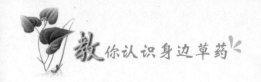

　　动物类中药主要从动物的组织、器官、腺体、体液、分泌物以及皮、骨、角、甲和胎盘中提取。当前中医临床常用的动物药有200多种，如牛黄、犀角、羚羊角、珍珠、鹿茸、熊胆、琥珀、玳瑁、麝香、猴枣、马宝、蛇胆、海狗肾、蛤蚧、白花蛇、海马、海龙、蟾酥、牡蛎等。动物类可以辛凉解表、清热解毒、祛风除湿、行气止痛、利水消肿、健脾消积、止咳平喘、活血气化瘀、止血生肌，比如辛凉解表类有蝉蜕，清热解毒类有水牛角、甲香、夜明砂、黄牛角、蜂胶、蜗牛、熊胆、僵蛹、蟹，祛风除湿类有乌梢蛇、赤链蛇、金环蛇、金钱白花蛇、脆蛇、蚕沙、豹骨、眼镜蛇、猕猴骨、蜂毒、蕲蛇，行气止痛类有九香虫、虻虫、豪猪毛刺，利水消肿类有田螺、泥鳅、桑螵蛸、黄颡鱼、蝼蛄、蟋蟀，健脾消积类有五谷虫、鸡子壳、鸡内金、鸭肫衣、鲤鱼，止咳平喘类有凤凰衣、海蛤壳、猪蹄甲、蛇胆、猴枣，活血化瘀类有瓦楞子、土鳖虫、山羊血、五灵脂、地胆、芫青、穿山甲、蜣螂、鼠妇、蟑螂，止血生肌类有羊血、血余、象皮、蜂蜡，平肝息风类有水蛭、白僵蚕、全蝎、地龙、牡蛎、玳瑁、珍珠母、海蜇、羖羊角、羚羊角、蚱蝉、蛇蜕、紫贝、鹅喉羚羊角、蜈蚣，杀虫消疳类有蚖蛇胆、蚕蛹，芳香开窍类有麝香。接下来，本章就来介绍一些动物类中药。

石蟹的简历与功效

石蟹，别名蟹化石、大石蟹、灵石蟹、石螃蟹，为古生代节肢动物弓蟹科石蟹及其近缘动物的化石。石蟹主要为碳酸钙，含锰、铝、钛等20余种微量元素。石蟹形似蟹，多残缺不全，通常为扁椭圆形，或留有脚数只而呈不规则形。背面土棕色至深棕色，光滑或有点状小突起。腹面色较淡。质坚硬如石，击之声如击瓷器。以体完整、色青、质坚者佳。挖出后，去尽表面附着泥土。分布于广西、广东、

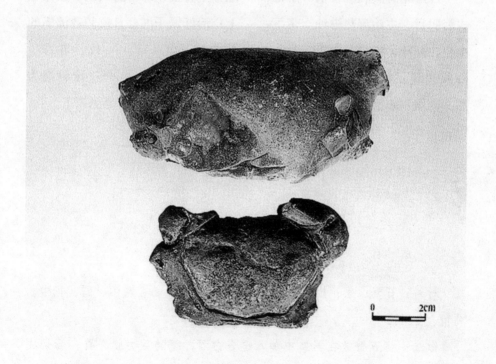

石 蟹

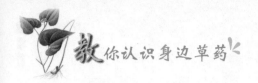

福建、台湾、日本、印尼、菲律宾、马来群岛、泰国、印度、马达加斯加及非洲东岸。煅石蟹的炮制方法是取净石蟹置适宜的容器内，用武火加热，煅至红透，取出放凉；醋淬石蟹的炮制方法是取净石蟹，置适宜的容器内，用武火加热，煅至红透后趁热投入米醋中淬酥，取出晾干，捣碎或碾成粉末。每石蟹100千克，用醋20千克。

石蟹能清热利湿，消肿解毒，去翳明目；主治湿热淋浊，带下，喉痹，痈肿，漆疮，青盲，目赤，翳膜遮睛；解一切药毒，催生落胎。内服用水磨汁，每次6～9克；外用适量，研细点眼；或以醋磨涂。体虚无热、孕妇，慎用。石蟹退翳明目，去肝热的配方是石蟹三两，地骨皮一两，枳壳一两（麸炒），牛藤三两（酒浸），防风一两，破故纸半两（炒），甘草半两，木贼半两，枸杞子半两，甘菊花半两，生地黄半两。上为细末，炼蜜为丸如梧桐子大。每服二十丸，热汤送下；治喉痹水浆不入的配方是石蟹，冷水磨饮之，兼涂喉上；治妊娠子淋，日夜频数涩痛的配方是石蟹（碎）一枚，乳香一分，滑石一两半。上三味研细为散。每服一钱，煎灯心汤调下。

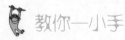

新鲜螃蟹做法（1）

材料：石蟹、葱、盐、白糖、白酒、干辣椒、姜、料酒、醋、花椒、鸡精、食用油。

做法：将石蟹放在器皿中加入适量白酒，蟹醉后去腮，胃，肠切成块；将葱、姜洗净，葱切成段，姜切成片；坐锅点火放油，油至三成热时，放入花椒、干辣椒炒出麻辣香味时，加入姜片、葱段、蟹块，倒入料酒、醋、白糖、盐翻炒均匀出锅。

新鲜螃蟹做法（2）

材料：石蟹、生粉、西芹、葱短、干辣椒节、干花椒、老干妈、蒜、姜。

做法：石蟹去壳剁块腌制（丛，姜，料酒，胡椒）；蒜瓣切厚片待用蟹肉处排干粉。下入七八成热油中炸（反复三次，要求酥脆）另起锅煸炒干花椒，辣椒。（稍抄）下蟹，葱姜，西芹，蒜上火再炒。辣椒变色后下老干妈继续。直到各种味道全部飘出撒上熟芝麻出锅装盘。

蝼蛄的简历与功效

蝼蛄，别名拉拉蛄、杜狗，为蝼蛄或大蝼蛄的成虫全体。蝼蛄体长圆形，淡黄褐色或暗褐色，头圆锥杉，前尖后钝，头的大部分被前胸板盖住。触角丝状，长度可达前胸的后缘。足3对，前足特别发达，后足腿节大。腹部纺锤形，背面棕褐色，腹面色较淡，呈黄褐色。蝼蛄生活于潮湿温暖的沙质土壤中，春、秋两季常在晚间出动，白天隐伏洞中。主产于江苏、浙江、山东、河北、安徽、辽宁等地。蝼蛄夏秋捕捉，开水烫死，晒干；以身干、完整、无杂质及泥土者为佳。

蝼蛄的炮制方法是拣净杂质，除去翅足，或焙至黄褐色用。蝼蛄利水，通便；主治水肿，石淋，小便不利，瘰疬，痈肿恶疮，难产，哽噎，解毒，头面肿，口疮，骨鲠。用量每次3~5只，焙干研粉，

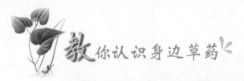

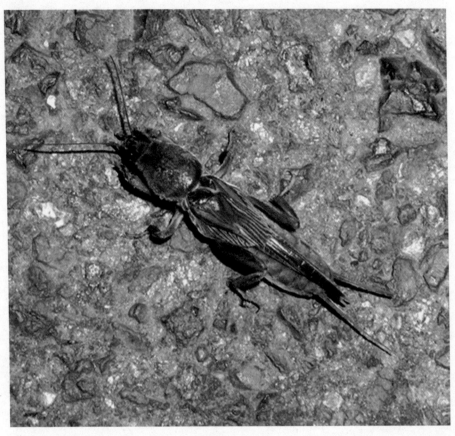

蝼 蛄

黄酒或温开水送服。体虚及孕妇忌
服。蝼蛄用于大腹水肿、小便不利
等实症，可与大戟、芫花等配伍；

用治尿闭，可用蝼蛄焙焦，趁热研
碎，用黄酒或开水调服。

蛤蚧的简历与功效

蛤蚧，别名对蛤蚧、蛤蚧干、仙蟾，为壁虎科动物蛤蚧的干燥体。蛤蚧呈扁片状，两眼多凹陷成窟窿，口内有细齿，生于颚的边缘。腹背部呈椭圆形，腹薄。背部呈灰黑色或银灰色，有黄白色或灰绿色斑点，脊椎骨及两侧肋骨突起。四足均具5趾；趾间具蹼迹，足趾底有吸盘。尾细而坚实，微现骨节，与背部颜色相同。蛤蚧的制法是除去鳞片及头足，切成小块；酒蛤蚧的制法是取蛤蚧块，用黄酒浸润后，烘干。蛤蚧全年均可捕捉，除去内脏，拭净，用竹片撑开，使全体扁平顺直，低温干燥。蛤蚧补肺益肾，纳气定喘，助阳益精；用于虚喘气促，劳嗽咳血，阳痿遗精。用量每次3～6克，多入丸散或酒剂。内服煎汤，1～2钱。外感风寒喘嗽忌服。

蛤蚧治虚劳咳嗽及肺壅上气的配方是蛤蚧一对，贝母一两，紫菀一两，杏仁一两，鳖甲二两，皂荚仁一两，桑根白皮一两。上药捣罗为末，炼蜜和捣三、二百杵，丸如梧桐子大。每服以枣汤下二十丸，日三、四服。忌苋菜；治肺嗽，面浮，四肢浮的配方是蛤蚧一对，人参一株。上二味，捣罗为末，熔蜡四两，滤去滓，和药末，作六饼子。每服，空心，用糯米作薄粥一盏，投药一饼，趁热，细细呷之；治咳嗽面浮，老人肺虚咳喘的配方是蛤蚧一对连尾，涂以蜜、酒，放火上烤脆，研细末，加东北红参等量，共研匀，蜂蜜炼为丸如小豆大，每服3克，一日两次；治久咳肺痨的配方是蛤蚧焙干10克，党参、山药、麦冬、百合各30克，共研末蜜丸，每服3克，一日两次，

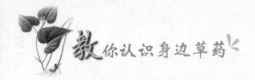

温开水送服；治疗身体虚弱，食欲不振，失眠健忘，阳痿早泄，肺虚咳喘，夜多小便的配方是蛤蚧一对连尾，放火上烤熟，人参（或红参）10～20克，同浸于2000克米酒中，七日后开始饮用，每日酌量饮20～50毫升。

麝香的简历与功效

麝，别名原麝、香獐子、香獐、獐子、山驴、林獐、纳瓦，国家一级保护动物，麝的脐有香。麝是产于中亚山地的一种小型粗腿的鹿，雄兽有麝囊，能分泌麝香。麝香是一种稀缺的资源，麝香价格为黄金价格的6～8倍。从20世纪50年代开始，中国的野生麝资源每10年减少一半。野生麝资源从20世纪50年代的300万头，减少到20世纪末的5万～10万头。麝栖于多岩石或面积较大的针叶林和针阔混交林中，多在荫蔽、干燥而温暖处休息。在早晨及黄昏活动，白天休息。平时雌雄独居，雌兽常与幼兽在一起。具攀登斜树的习惯，善于跳跃。以松树、冷杉和雪松的嫩枝、叶子、地衣、苔藓、杂草及树枝嫩芽、野果等为食。分布于东北地区的大小兴安岭、长白山、三江平原，华北地区，西北的祁连山区，青藏高原，云贵高原。

麝香别名当门子、脐香、麝脐香、四味臭、臭子、腊子、香脐子、遗香、心结香、生香、元寸香。麝香是我国特产的名贵药材，主产于西藏喜马拉雅山、大雪山、沙鲁里山、宁静山、雀儿山，此外四川甘孜、阿坝、松潘、茂汶，横断山、大瑶山、大苗山、祁连山、岷山、秦岭、贺兰山、大别山、潜山、霍山、阴山、东北大小兴安岭、长白山、伏牛山等山林地区。康藏高原、四川阿坝草原为我国麝

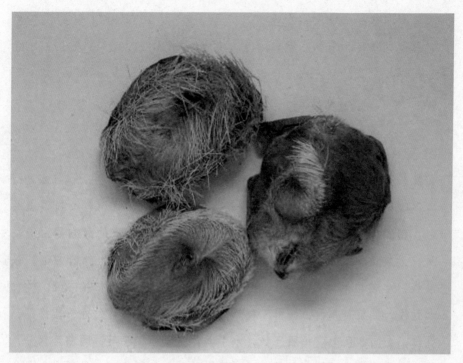

麝　香

香主要产地。麝香可制成麝鹿、麝枕、麝脑、麝酒，麝香可制香料，也可入药，是麝的分泌物，是珍贵的中药材和优质定香剂，穿透力强，对中枢神经系统有兴奋作用。

麝香有通诸窍、开经络、透肌骨的功能，是治疗中风、脑炎的特效药。麝香的用途十分广泛，具有芳香开窍、通精活血、消炎止痛三大功效，对中风、跌打损伤、惊厥、瘫痪有很高的疗效。此外还可治疗肝病、癌症、心肌梗死，是临床上惟一可用作急救药的中药。以麝香为原料的中成药有安宫牛黄丸、麝香保心丸、六神丸、片仔癀、云南白药、麝香止痛膏。麝香主治中风痰厥，气郁暴厥，中恶昏迷，血瘀经闭，症瘕积聚，心腹急痛，跌打损伤，痹痛麻木，痈疽恶疮，喉痹，口疮，牙疳，脓耳。

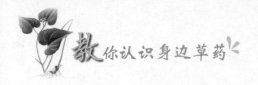

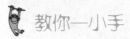

教你一小手

麝香的治病配方

麝香治中风不醒的配方是麝香二钱。研末，入清油二两，和匀灌之；治痰迷心窍的配方是麝香一分，月石、牙皂。明矾、雄精各一钱。上共研匀，密贮，每服五分；治小儿诸痫潮发，不省，困重的配方是白僵蚕半两，天竺黄一分，真牛黄一钱，麝香、龙脑各半钱。上拌研匀细，每服半钱，生姜自然汁调灌服；治厥心痛的配方是麝香、木香一两，桃仁三十五枚，吴茱萸一两，槟榔三枚。上五味，除麝香、桃仁外，粗捣筛，入桃仁，再同和研匀。每服三钱，水半盏，童子小便半盏，同煎至六分，去滓，入麝香半钱，搅匀温服，日二服；治跌打气闭的配方是牙皂、北细辛、南星、冰片、麝香等分，为末，吹鼻；治鼠瘘的配方是麝香、雌黄。上二味等分，并为散，取虾蟆背白汁和涂疮孔中，日一度；治牙痛的配方是麝香少许，巴豆一粒，细辛末半两，上药同研令细，以枣瓤和丸，如粟米大。以新绵裹丸，于痛处咬之。

马鹿的简历与功效

马鹿，别名八叉鹿、黄臀赤鹿、红鹿、赤鹿、马鹿，是仅次于驼鹿的大型鹿，因体形似马而得名。马鹿在黑龙江和吉林近10万只。马鹿雄性有角，马鹿浑身是宝，鹿茸、鹿胎、鹿尾、鹿筋、鹿鞭、鹿血、鹿肉等都可入药。鹿茸分为花鹿茸（产于吉林双阳、伊通、吉林市、东平，辽宁西丰、盖平，河北、天津、北京等地）、马鹿茸（产于黑龙江宁安、爱辉、庆安、富锦、林口、依兰，吉林抚松、敦化、珲春，内蒙古鄂伦春、海拉尔、布特哈，新疆伊犁、阿勒泰，青海海西、果洛、玉树、刚察，云南思茅、临沧、保山、维西，四川阿坝，甘肃岷县、张掖等地。东北所产称东马茸，品质最优；西北产称西马茸）。马鹿的鹿茸含有胶原蛋白、硫酸软骨素、蛋白聚糖、硫酸葡萄糖胺、硫酸角质素、软骨素、透明质酸、皮肤素，在治疗关节炎中起巨大作用；具有镇痛、抗僵直、软骨修复、腰痛、改善运动机能、改善膝和指关节营养等疗效；能够维护筋腱、韧带、关节以及骨骼健康。

鹿茸含有丰富的氨基酸，有色氨酸、赖氨酸、组氨酸、精氨酸、羟脯氨酸、苏氨酸、天门冬氨酸、

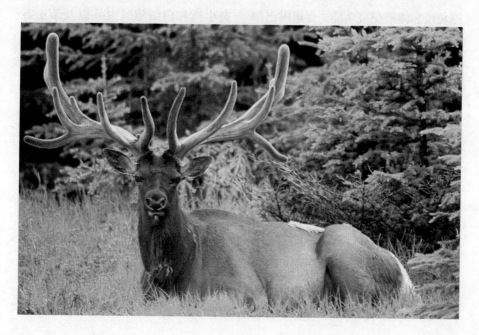

马　鹿

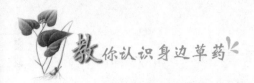

丝氨酸、谷氨酸、脯氨酸、甘氨酸、丙氨酸、缬氨酸、亮氨酸、酪氨酸、异亮氨酸、苯丙氨酸等20余种；以及丰富的维生素A、硫胺素、核黄素；无机盐钙、磷、铜、铁、锰、锌、硒、硫、锶、钼、钠、钾、镁等；这些有效成份均能促进肌肉发育，兴奋机体，提高自身耐力，强身保健。鹿茸中的卵磷脂、脑磷脂、神经鞘磷脂、中性脂肪、脂蛋白、肽类、氨基酸、核苷酸、胆碱样物质、维生质、微量元素等可提高机体的细胞免疫和体液免疫功能，促进淋巴细胞的转化，避免疫病发生，促进创伤愈合及病体康复。鹿茸还可以增强巨噬细胞功能和免疫力，特别适用于癌症的治疗。

鹿茸还可用于治疗小儿发育不良、筋骨萎软、行迟、语迟等发良不良症，可以提高记忆力和学习能力。鹿茸中的次黄嘌呤和尿苷，具有抗衰老，恢复脑细胞功能的作用。鹿茸富含能刺激睾丸细胞增加和睾丸酮分泌的特定氨基酸，对青春的性功能障碍及壮老年期的前列腺萎缩症的治疗有效；对治疗女性更年期障碍效果良好。鹿茸还能消除心肌疲劳，达到强心的目的；可治疗低血压及其它慢性循环障碍，强心益脑；治疗再生障碍性贫血，血小板和白细胞减少症以及苯中毒引起的血液病，能使眩晕、头痛、倦怠乏力、齿龈出血，鼻衄、失眠等症得到改善；治疗外科疮疡及伤科跌打损伤，能促进溃疡面和骨折的加速愈合。

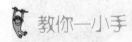教你一小手

人参鹿茸鸡肉汤

配方：鸡肉120克，红参12克，鹿茸32克。

做法：取鸡胸肉或鸡腿肉洗净，去皮，切粒；人参切片。全部材料

放入炖盅内，加开水适量，加盖，隔水慢火炖3小时，汤成可供饮用。适用大病或失血后，房劳过度，畏寒肢冷，不育不孕，强筋健骨，治一切虚损、耳聋。

鹿茸淮山竹丝鸡汤

配方：鹿茸4克，淮山药40克，竹丝鸡120克。

做法：鹿茸、淮山药洗净；竹丝鸡肉去皮，洗净切块，放入开水中煮5分钟，取出过冷水。把用料放炖盅内，加适量开水，隔水慢火炖2～3小时，汤成趁热服。此汤治肾阳不足、精血亏虚、腰酸肢冷、带下过多、宫冷不孕、小便清长。

龟板的简历与功效

龟板，别名龟甲、神屋，处方名有龟板、龟版、生龟板、炒龟板、炙龟板、醋龟板、龟板胶、酥龟板；龟板胶又名龟胶、龟甲胶、龟板膏，为净龟板经煎熬、浓缩制成的胶质块状物，能补血止血。龟板分为血板（又名血龟板，即将乌龟杀死，取腹甲剔除筋肉，洗净晒干所得之龟板）、烫板（又名汤板，即将乌龟煮死所得之龟板）。

龟板的腹板略呈板片状，长方椭圆形，肋鳞板附于两侧，略呈翼状。外表面黄棕色至棕色，有时具紫棕色纹理。腹板由12块腹鳞甲对称嵌合而成，鳞甲间呈锯齿状嵌合，前端较宽略呈圆形或截形，后端较狭且内陷。表面光滑，外皮尚存，有时略带血痕（血板），或无光泽，皮已脱落（汤板）。

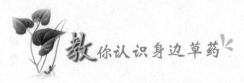

龟的肉（龟肉）、血（龟血）、胆汁（龟胆汁）、腹甲所熬之胶（龟板胶），均可药用；分布于河北、河南、江苏、山东、安徽、广东、广西、湖北、四川、云南、陕西等地；主产于湖北、安徽、湖南、江苏、浙江等地。龟全年均可捕捉，以秋、冬为多。龟板以去净筋肉、干燥洁净、板上有血斑、块大无腐肉为好。龟板滋阴潜阳，补肾健骨；主治肾阴不足，骨蒸劳热，吐血，衄血，久咳，遗精，崩漏，带下，腰痛，骨痿，阴虚风动，久痢，久疟，痔疮，小儿囟门不合。内服煎汤，3~8钱；外用烧灰研末敷。龟板恶沙参、人参、蜚蠊，畏狗胆。配鳖甲，养肝益肾、精血互化；配知母，滋阴降火；配元参，软坚散结；配黄柏，水火济之。孕妇或胃有寒湿者忌服。

牡蛎的简历与功效

牡蛎，别名蛎蛤、古贲、左顾牡蛎、牡蛤、蛎房、蠔山、蠔莆、左壳、蠔壳、海蛎子壳、海蛎子皮，为近江牡蛎、长牡蛎及大连湾牡蛎、密鳞牡蛎等的贝壳。牡蛎生活于低潮线附近至水深7米左右的江河入海近处，杂食性，以细小浮游生物为食。繁殖季节5~9月，当水温在17℃~19℃时即开始产卵。通常在正常海水中生活的个体小，在盐度较低海水中生活的个体大。我国沿海均有分布，为河口及内湾养殖的优良品种。牡砺收获期是每年的5~6月，即牡砺生殖腺高度发达而又未进行繁殖，软体部最肥时进行。采收时，将牡蛎捞起，开壳去肉，取壳洗净晒干。我国沿海均有分布，主产于山东、福建、广东沿海。

牡蛎分为近江牡蛎（贝壳呈

圆形、卵圆形、三角形或略长，壳坚厚，左壳较大而厚，背部为附着面，形状不规则；右壳略扁平，表面环生薄而平直的鳞片，黄褐色或暗紫色。壳内面白色或灰白色，边缘常呈灰紫色，韧带槽长而宽，如牛角形，韧带紫黑色）、长牡蛎（贝壳呈长条形，坚厚，左壳稍凹，壳顶附着面小，右壳较平如盖，背腹缘几乎平行，壳表面淡紫色、灰白色或黄褐色）、大连湾牡蛎（贝壳略呈三角形，壳坚厚。右壳较扁平，如盖状；壳表面淡黄色，杂以紫褐色斑纹，左壳突起，

自顶部开始有数条粗壮放射肋，边缘肋上的鳞片坚厚翘起）、密鳞牡蛎（贝壳呈圆形或卵圆形，左壳较大而凹氏陷，右壳顶部鳞片愈合，较光滑。壳表面灰青色混杂紫褐色。壳内面白色，稍带珍珠样光泽）。牡蛎具有平肝潜阳，重镇安神，软坚散结，收敛固涩的功效；主治眩晕耳鸣，惊悸失眠，瘰疬瘿瘤，症瘕痞块，自汗盗汗，遗精，崩漏，带下；为平肝息风药、养阴药。内服煎汤，15～30克，先煎；外用适量，研末干撒或调敷。

全蝎的简历与功效

全蝎，别名钳蝎、全虫、蝎子，为东亚钳蝎的干燥体。全蝎的头胸部与前腹部呈扁平长椭圆形，后腹部呈尾状，皱缩弯曲。头胸部呈绿褐色，背面覆有梯形背甲，腹面有足4对。背面绿褐色，后腹部棕黄色。喜栖于石底及石缝的潮湿

阴暗处；主要分布于辽宁、河北、山东、安徽、河南、湖北等地。春末至秋初捕捉，除去泥沙，置沸水或沸盐水中，煮至全身僵硬，捞出，置通风处，阴干。

我国全蝎有15余种，统称东亚钳蝎。山东沂蒙山区沂源县产的

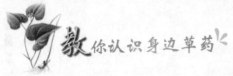

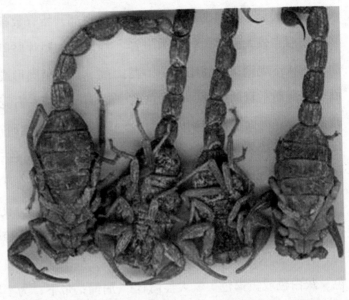

全　蝎

"沂蒙全蝎"，毒力为全国之首。蝎的加工法，一是"咸全蝎"，即将蝎洗净后，放入盐水锅内浸泡6～12小时捞出，然后放入沸盐水中煮10～20分钟，再捞出，摊放通风处阴干。一是"淡全蝎"，先将蝎毒提取，用铗子夹住蝎尾，人工刺激头胸部，使蝎排毒以获取毒液。另外，全蝎营养丰富，食之有防病治病、增强免疫力、抗衰老等功能。

钳蝎的药用精华主要在于蝎毒，有两大毒素，即神经毒素和细胞毒素。蝎毒对神经系统、消化系统、心脑血管系统、癌症、皮肤病，以及对人类危害极大的各种病毒均有预防和抑制作用。钳蝎的主要药用成分为蝎毒素，具有熄风镇痉、消炎攻毒、通络止痛功能；主治小儿惊风、抽搐痉挛、皮肤病、心脑血管病、炎症、乙肝、肿瘤、中风口歪、半身不遂、破伤风、风湿顽痹、偏正头痛、疮疡、瘰疬、牙痛、耳聋、痈肿疮毒、蛇咬伤、烧伤、风疹、顽癣。内服煎汤，每次2～5克；研末入丸、散，每次0.5～1克；蝎尾用量为全蝎的1/3。外用适量，研末掺、熬膏或油浸涂敷。

阿胶的简历与功效

阿胶的原产地是山东"东阿",东阿集团是目前中国最大的阿胶生产企业。其中东阿镇被命名为"中国阿胶之乡",与茅台镇、景德镇一起成为中国三大传统特产名镇。阿胶为驴皮经煎煮浓缩制成的固体胶。用蛤粉炒成珠的,称阿胶珠。驴别名毛驴、家驴,为我国的役用家畜之一,头大眼圆,耳长,面部平直,头颈高扬,体形成横的长方形。毛色有黑色、栗色、灰色三种。咀部有明显的白色咀圈,腹部及四肢内侧均为白色。主食干禾草类植物。我国关中驴最好。

阿胶别名驴皮胶,呈整齐的长方形块状,通常长约8.5厘米,宽约3.7厘米。表皮棕黑色或乌黑色,平滑,有光泽。气微弱,味微甜。以乌黑、光亮、透明、无腥臭气、经夏不软为佳。阿胶主产于山东聊城东阿,浙江杭州、宁波,上海,北京,河北,天津,湖北武汉,辽宁沈阳。阿胶最初用牛皮熬制,唐代时发现用驴皮熬制阿胶,功效更佳,便沿用至今。阿胶能补血,止血,滋阴,安胎,润燥,为治血虚的主药;用于血虚萎黄,眩晕,心悸,多种出血证,阴虚证及燥证,

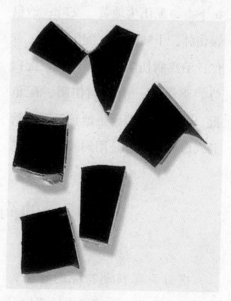

阿 胶

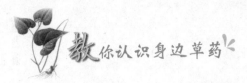

虚劳咳嗽，吐血，虚烦不眠，便血，妇女月经不调，虚劳贫血，肺痿咯血，胎产崩漏；入汤剂，每次5～15克；止血常用阿胶珠，可以同煎。胃弱便溏者慎用。

阿胶用于血虚萎黄，眩晕，心悸，常与熟地黄、当归、黄芪同用；治血热吐衄，配伍蒲黄、生地黄；治吐衄咳唾失血，配伍人参、白及；治肺破嗽血，配伍人参、天冬、北五味子、白及；治便血如下豆汁，配伍当归、赤芍；治先便后血，配伍白芍、黄连；治崩漏及妊娠下血，配伍生地黄、艾叶；治温燥伤肺，干咳无痰，配伍麦冬、杏仁；治热病伤阴，虚烦不眠，配白芍、鸡子黄；治热病伤阴，配龟板、牡蛎、白芍、生地黄。阿胶治老人虚秘的配方是用阿胶（炒）二钱、葱白三根，水煎化，加蜜，每日一匙，温服；治吐血不止的配方是用阿胶（炒）二两、蒲黄六合、生地黄三升，加水五升，煮成三升，分次服；治肺损呕血的配方是用阿胶（炒）三钱、水香一钱，糯米一合半（研为末），和匀。每服一钱，百沸汤冲下。一天服一次；治鼻血不止，口耳都流血的配方是用阿胶炙蒲黄半两，每取二钱，加水一碗，生地黄汁一合，煎至六成。温服；治月经不调的配方是用阿胶一钱，加蛤粉（炒成珠，研为末），热酒送服；治月经不断的配方是用阿胶炒焦研为末，酒送服二钱；治多年咳嗽的配方是用阿胶（炒）、人参各二两，研细。每取三钱，加豉汤一碗、葱白少许，煎服。一天服三次。

虎骨的简历与功效

虎骨为猫科动物虎的骨骼，是种珍贵中药材，可用来治疗风湿病。虎又名於菟、大虫，体形似猫而大，身长约1.6～2.9米，尾长约

1米，体重180～320公斤，雌者较小。头圆而宽，颈部较短，眼圆，耳短小，四肢粗大有力。毛色鲜丽，夏季色深，呈棕黄色或橙黄色。冬季色浅，呈黄色或浅黄色。有许多黑横纹，腹毛白色，亦有黑色条纹。头部黑纹较密，眼上方有一白色区，故称白额虎。我国虎分为东北虎（北虎）、华南虎（南虎）。虎栖息于森林、灌丛、高山草莽处，昼伏夜出，晨昏时最活跃，行动敏捷，善游泳，性凶猛。分布于东北、华南等地。

虎全年皆可捕捉，冬春两季较多。捕得后剥去皮肉，留下四脚爪上的皮毛和爪，以保持完整，便于与其他兽类的骨胳区别。再剔净残存筋肉，阴干。虎骨有整架和零骨之分，整架虎骨稍带肌肉和结缔组织，富油性。虎的头骨较圆，背腹面侧扁，吻部短，额骨平而两侧向外突出，颅骨狭长，略呈菱形，颧骨尤为粗大。脊椎24枚，颈椎7枚，尾呈鞭状。腓骨细长，趾具尖锐的钩爪。虎骨表面细腻而油润，色灰白或灰黄色，骨质较厚而坚实，气腥。虎骨分为虎头骨、虎身骨、虎四肢骨、虎邦骨（为虎的桡骨和腓骨）、虎胫骨（为虎的髌骨）、虎爪、虎全骨（又名虎整架）、北方虎骨（为东北虎的骨骼，产于东北、内蒙古）、南方虎骨（为华南虎和孟加拉虎的骨骼，产于华南、华东、西南地区）。

虎骨以质坚而重、断面细腻、色黄、中间空隙小、有丝络网状物、筋肉剔除干净者为佳。虎的肉、眼睛、牙齿、脚筋、爪甲、肾、胆、胃、脂肪油均可药用。虎骨祛风通络，强筋健骨，镇惊。用于风湿痹痛，脚膝酸软。用量每次3～6钱，入丸剂或浸酒服。虎骨用于风湿痹痛、风邪关节疼痛，肝肾亏损，腰膝痿软，与木瓜、牛膝、五加皮等浸酒服，或与熟地、龟板、锁阳等制成丸剂服。

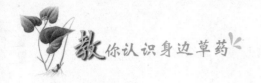

盐蛇的简历与功效

盐蛇，别名树蜥蝎、篱筒马、午时逢、雷公蛇、壁虎、守宫、蝎虎、天龙、马鬃蛇，为马鬃蛇除去内脏的全体。马鬃蛇全长25～30厘米，尾长超过体长。头部前端尖，呈三角形；吻钝圆，颈部较细；全体棕褐色，背面、四肢及尾部有黑褐色袋状斑纹，腹面灰黄色。栖于矮小的树枝上或草丛中，中午时特别活跃，捕食昆虫。分布于广西，主产于我国南方温暖地带，全身都有药用价值，为儿科祛痰的良药。

盐蛇夏季捕捉。用小绳结成活套，系于竹竿顶端，近其头部频频摇动以引诱，待其头部钻入套中，迅速抽紧，即可捕获。捕得后剖腹除去内脏，拭净、烘干；或用好酒浸泡。浸的酒呈青绿色，宜放瓷皿内，避阳光照射。盐蛇有祛风活络，散结止痛，镇静解痉的功效；用于中风、半身不遂、风湿痹痛、瘰疬、瘿瘤、脑血管异外、热性病惊厥、颈淋巴结核、神经衰弱及慢性炎症瘘管、破伤风、惊痫、恶疮、肿瘤、小儿疳积。浸酒或与瘦肉蒸服。血虚气弱及孕妇忌用。

盐蛇治淋巴结结核(瘰疬)的配方是盐蛇烘干研细末，每次0.15克，开水送服。日服1次，连服3～4周。另取玄参10克，山海螺12克，生牡蛎20克(先煎)，浙贝 10克，夏枯草10克，猫爪草15克，水煎服；治甲状腺机能亢进的配方是 盐蛇2条，炙干，研细末，用白糖水送服；治中风瘫痪、手足不举的配方是盐蛇3条，党参 15克，白术12克，炙甘草6克，茯苓15克，陈皮6克，地龙15克，石菖蒲10克，远志10克，全蝎6克，法半夏15克，水煎服。适应于气虚血瘀的中风患者，有热不宜服用；小儿疳积、惊痫的配方是鲜盐蛇2条，瘦猪肉 100克，剁烂如泥，调味后蒸熟吃；慢性风湿关节变形疼痛的配方是盐蛇3条，白花蛇10克，全虫6克，白菊花15克，甘草6克，桂枝10克，黄芪15克，羌活、独活10克，僵蚕6克，生苡仁30克，水煎服。

海马的简历与功效

海马又名龙落子，头部像马，尾巴像猴，眼睛像变色龙，还有一条鼻子，身体像有棱有角的木雕，属于硬骨鱼，是种奇特而珍贵的近陆浅海小型鱼类。雄性海马腹面有个育儿囊，卵产于内进行孵化。海马喜欢生活在珊瑚礁的缓流中，经常用尾部紧紧勾勒住珊瑚的枝节、海藻的叶片，将身体固定，以使不被激流冲走。海马分为大西洋小海马、欧洲褐海马、太平洋大海马、澳大利亚怀特海马，我国常见的是黑海马、灰海马、斑节海马，比较名贵的海马有红海马、黄金海马和产于澳洲的桨鳍龙王。海马是种经济价值较高的名贵中药，药用价值较高的为斑海马、刺海马、日本海马、大海马；具有强身健体、补肾壮阳、舒筋活络、消炎止痛、镇静

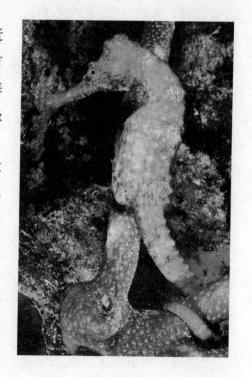

海 马

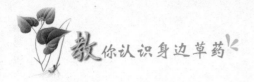

安神、止咳平喘、催产、消痛、强心、散结等功能，对于治疗神经系统的疾病更有效；有"北方人参，南方海马"之说。海马适用于气虚，阳虚，体质虚弱，乏力怕冷，早泄阳痿等服用。海马配当归、北芪、党参、淮山、红枣、杞子等中药和鸡肉炖汤，当作家常滋补品。

海马的主要品种有克氏海马（体形最大，体长30～33厘米，口小，无牙，胸鳍短宽，略呈扇形，无腹鳍及尾鳍，体淡黄褐色）、刺海马（体形较大，体长20～24厘米，吻细长，呈管状，体淡黄褐色，臀、胸鳍淡色，体上小棘尖端呈黑色，分布于我国广东沿海及福建、日本、朝鲜、印度、新加坡、印度尼西亚、东非和红海）、大海马（体长20～24厘米，吻呈管状，体呈黑褐色，头部及体侧有细小暗黑色斑点且有细小的银白色斑点）、三斑海马（体长10～18厘米，吻管较短，体黄褐色、黑褐色，眼上具放射状褐色斑纹，分布于我国海南岛、东非、新加坡及东印度群岛）、小海马（体形很小，吻短口小，体暗褐色）。海马以8～9月产量最大。捕鱼时和鱼一同捕上，将内脏除去，晒干，或除去外部黑灰色皮膜，除去内脏，将尾盘卷，晒干，用红线扎成对。海马主产于广东阳江、雷东、海康、惠阳、宝安、湛江、海丰，福建平潭、漳浦、莆田、东山、晋江、南安、福清，海南岛海口，台湾，澎湖群岛等沿海一带，广东产量最大。

蛇蜕的简历与功效

蛇蜕，别名龙衣、蛇皮、蛇退、长虫皮、青龙衣、蛇壳、龙退、龙子衣、龙子皮、弓皮、蛇符、蛇筋、龙子单衣、龙皮、龙单衣、蛇附、白龙衣，为黑眉锦蛇、锦蛇、乌梢蛇、赤链蛇等蜕下的皮膜，凡银白色或淡棕色的蛇蜕均可入药。黑眉锦蛇，别名黄长虫、慈鳗、黄颔蛇，全体呈圆柱形，长约1.7米，背面呈橄榄色，有4条黑色纵纹。尾背黄色，尾下及体侧淡黄色，头部褐黄色；喜生活于家室内，以老鼠、麻雀、昆虫、蛙类为食，性凶暴；产卵在石块泥土底下，或房屋墙基的洞穴内；分布于河北、安徽、江苏、浙江、福建、广东、广西、江西、四川、贵州、云南等地。锦蛇全长可达1.8米，头部比颈部稍大，眼亦大，背面呈黄绿色，体鳞黄底黑绿。腹面散生不规则的黑色斑纹，头顶黄色较浓；生活于高山及平原区域，性活泼，动作很快。以其他蛇类、鸟类的蛋及鼠类为食。有一股奇臭，无毒。分布于安徽、江苏、浙江、福建、台湾、广东、江西、湖北、四川、云南等地。乌风蛇别名黄风蛇、乌花蛇、黑风蛇、剑脊乌梢蛇、黑花蛇。

乌风蛇、黑眉锦蛇、锦蛇全年皆可收集，以3～4月最多，从山区的地上或树上拾取，抖净泥沙即可。先用甘草水洗净，晒干，用黄酒喷匀（每100斤用酒5斤），置锅内加热微炒至变黄色取出即成。蛇蜕主产于浙江温州、金华、兰溪，广西平乐、容县，四川达县、江津，江苏南通、镇江、苏州，福建宁化、漳州、上杭，安徽阜阳、六安，陕西安康、商雒，云南思茅、德宏等地，以浙江、广西产量最大。蛇蜕为圆筒形的半透明皮膜，完整者长30～60厘米。背侧银灰色，有光泽，具菱形或椭圆形鳞片。腹面有一排横长的椭圆形鳞纹。质轻柔，易破碎。气微腥，味淡或微咸。以色白、皮细、条长、粗大、整齐不碎、无泥沙杂质为佳。但由蛇上剥下及受雨露侵蚀腐烂之皮，不能入药。蛇蜕祛风湿，明目；主治惊痫、咽喉肿痛、疥癣、目翳，用量每次3.5克～7克。

蛇蜕治喉痹肿痛的配方是用蛇蜕烧研为末，乳汁送服一钱；缠

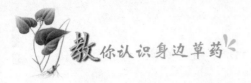

喉风疾，呼吸困难的配方是用蛇蜕（炙）、当归，等分为末。温酒送服一钱，得吐即有效；小儿重舌的配方是用蛇蜕研末，调醋敷涂；小儿不能开合、不能饮食的配方是有蛇蜕烧灰敷口内（先将口洗净）；小儿头面生疮的配方是用蛇蜕烧灰，调猪油敷涂；目生翳膜的配方是蛇蜕条洗净，晒干剪细，和白面作成饼，炙成焦黑色，研为末。每服一钱，饭后服，温水送下。一天服二次；小便不通的配方是全蛇蜕一条，烧存性，研为末，温酒送服；石痈无脓，坚硬如石的配方是用蛇蜕贴痈上，过夜即变软易治；肿毒无头的配方是用蛇蜕烧灰，调猪油涂搽；白癜风的配方是蛇蜕烧灰，调醋涂搽。

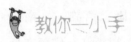教你一小手

蛇蜕炒鸡蛋

将蛇蜕洗净后细细切碎，再将鸡蛋打入碗内，加入蛇蜕碎末及细盐，一并反复搅拌。在锅内加入油，油热后加入蛇蜕末、细盐和鸡蛋，炒熟即可。10岁以下儿童用6克，10岁以上用10克。适用于小儿流行性腮腺炎。不过需要注意的是，蛇蜕畏磁石及酒；鸡蛋与鹅肉同食损伤脾胃；与兔肉、柿子同食导致腹泻；同时不宜与甲鱼、鲤鱼、豆浆、茶同食。

蜈蚣的简历与功效

蜈蚣，别名天龙、百足、百脚虫、吴公、钱串子，为少棘巨蜈蚣的干燥体。蜈蚣呈扁平长条形，长 9～17 厘米，全体由 22 个环节组

成，头部两节暗红色，有触角及毒钩各1对；背部棕绿色或墨绿色，有光泽；腹部淡黄色或棕黄色；自第二节起每体节有脚1对，生于两侧，黄色或红褐色，弯作钩形。蜈蚣性畏日光，昼伏夜出，喜欢在阴暗、温暖、避雨、空气流通的地方生活。喜欢生活在丘陵地带和多沙土地区，白天多潜伏在砖石缝隙、墙脚边和成堆的树叶、杂草、腐木角落，夜间出来活动，寻食青虫、蜘蛛、蟑螂等。一般在10月天气转冷时，钻入背风向阳山坡的泥土中，潜伏于离地面约12厘米深的土中越冬至次年三月上旬。蜈蚣为肉食性动物，性凶猛，喜食小昆虫，如蟋蟀、蝗虫、金龟子、蝉、蚱蜢、蝇类、蜂类、蜘蛛、蚯蚓、蜗牛、蛙、鼠、雀、蜥蜴、蛇类。

蜈蚣第一对脚呈钩状，钩端有毒腺口，称为腭牙、牙爪、毒肢，能排出毒汁。捕捉蜈蚣一般在

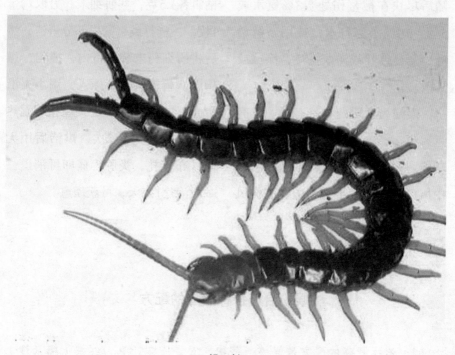

蜈 蚣

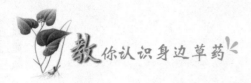

春末夏初，以惊蛰至清明前捕捉的质量较好。立夏以后，雨水渐多，捕获到的蜈蚣难以干燥，容易生虫腐烂；以身干、虫体条长完整、头红身绿者为佳。分布于江苏、浙江、安徽、河南、湖北、湖南、广东、广西、陕西、四川等地；主产于湖北荆州、宜昌、孝感、郧阳、老河口、襄樊、荆门、枣阳。蜈蚣有毒液，在捕捉的过程中若不慎被其螯伤，应及时用手挤压螯伤处。随后尽快在被螯伤处敷3%氨水或5%～10%小苏打水；或用新鲜桑叶、蒲公英叶或洋葱捣烂，涂擦或外敷。

蜈蚣为常用药材，有毒。具有息风镇痉、攻毒散结、通络止痛之功能。用于小儿惊风、抽搐痉挛、中风口眼歪斜、半身不遂、破伤风症、风湿顽痹、疮疡、瘰疬、毒蛇咬伤。蜈蚣用于中风痉搐的配方是蜈蚣3条，黄芪18克，当归12克，全蝎、羌活、独活各6克。切碎，水煎服；用于百日痉咳的配方是蜈蚣、甘草各等份，焙干，研末，口服，日3次，每次1~2岁1.5克，3~4岁2克。连服7天为1疗程；用于骨髓炎的配方是蜈蚣10条，焙干，研粉，分为7份，装入胶囊，日服1份；用于甲沟炎的配方是蜈蚣1条，雄黄、枯矾各1.5克，共研细末。另取鸡蛋1枚，一端打破，倾出部分蛋清，然后将研细药末装入蛋内，搅匀，患指即从蛋端打破处插入，用小火沿蛋壳围烘1小时以上，使患指有湿热感。每日烘烤1~2次，烘治后用无菌纱布包扎，炎肿疼痛即可消退。一般治疗1~5天，可获痊愈。

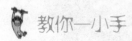 教你一小手

蜈蚣治疗各种癌症的配方

1. 治疗肝癌的配方是蜈蚣、阿魏、五灵脂各15克，红娘（糯米炒）

4.5克，炙狼毒9克，蜂房21克，急性子24克，全蝎、僵蚕、木鳖子、咸灵仙各30克，山慈姑50克。共研细末，水泛为软坚丸，每服1.5克，日2次，温开水送。

2. 治疗乳腺癌的配方是蜈蚣2条，蜂房、海藻、昆布、天花粉各9克，土贝母、玄参各15克，牡蛎、夏枯草各30克。切碎，水煎2次分服，日1剂。

3. 治疗宫颈癌的配方是蜈蚣2条，麝香0.15克，冰片0.3克，轻粉、雄黄各3克，黄柏15克。共研细粉，用适量包于消毒纱布中间，送入阴道穹窿部，紧贴宫颈，每天上药1次，月经期停用。同时取蜈蚣2条，柴胡2.5克，全蝎3克，昆布、海藻、香附、白术、茯苓各4.5克，当归6克，生白芍9克，切碎，水煎服。

4. 治疗绒毛膜癌的配方是蜈蚣2条，蜂房6克，白花蛇60克。切碎，水煎服，日1剂，2次煎服。

蝉蜕的简历与功效

蝉蜕，别名蜩甲、蝉壳、伏壳、枯蝉、蝉甲、蜩蟟退皮、蝉退壳、金牛儿、蝉退、蝉脱、蝉衣、催米虫壳、唧唧猴皮、唧唧皮、知了皮、热皮、麻儿鸟皮、仙人衣、蜩甲、伏蜟，为蝉科昆虫黑蚱羽化后的蜕壳。黑蚱，体大色黑而有光泽。胸部发达，后胸腹板上有一显着的锥状突起，向后延伸。足3对，翅2对，膜质，黑褐色，半透明，基部染有黄绿色，翅静止时覆在背部如屋脊状。栖于杨、柳、榆、槐、枫杨等树上；分布于我国辽宁以南的大部分地区。蝉蜕呈椭圆形而弯曲，表面黄棕色，半透明，有光泽。体轻，中空，易碎。主产于山东、河北、河南；夏、秋季到蝉所栖息的树下附近地面收集，或树干

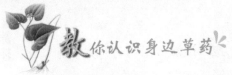

上采集。收集后去净
泥杂，晒干。可用竹
篓包装置高处保存，
防止压碎和潮湿。蝉
蜕能宣散风热，透疹
利咽，退翳明目，祛
风止痉；主治风热感
冒，咽喉肿痛，咳嗽
音哑，风疹瘙痒，目
赤翳障，惊痫抽搐，
破伤风。内服煎汤，
每次3～6克；外用适
量，煎水洗；或研末
调敷。孕妇慎服。

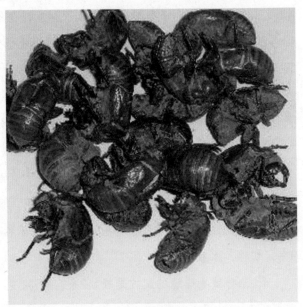

蝉　蜕

蝉蜕治风温初起，冬温袭肺，
咳嗽的配方是薄荷一钱五分，蝉退
一钱(去足、翅)，前胡一钱五分，
淡豆豉四钱，瓜蒌壳二钱，中蒡子
一钱五分。煎服；治咳嗽，肺气壅
滞不利的配方是蝉壳、人参、五味
子各一两，陈皮、甘草各半两。共
为细末。每服半钱，生姜汤下；
治感冒、咳嗽失音的配方是蝉衣一
钱，中蒡子三钱，甘草一钱，桔梗
一钱五分。煎汤服；治皮肤瘙痒不

已的配方是蝉蜕、薄荷叶等分，为
末。酒调一钱，日三服；治痘后发
热发痒抓破的配方是蝉退、地骨皮
各一两。为末。每服二、三匙，白
酒服二、三次；治惊痫热盛发搐的
配方是蝉壳半两，人参半两，黄芩
一分，茯神一分，升麻一分，以上
细末；牛黄一分，天竺黄一钱，牡
蛎一分。上同匀细，每用半钱，煎
荆芥、薄荷汤调服；治小儿噤风，
初生口噤不乳的配方是蝉蜕二七
枚，全蝎二七枚。为末，入轻粉末

202

少许，乳汁调灌；治小儿夜啼的配方是蝉退二七枚，辰砂少许。为末，炼蜜丸。令儿吮；治破伤风的配方是蝉蜕为细末。掺在疮口上，毒气自散；治癍疮入眼或病后生翳障的配方是蝉蜕、白菊花各等分。每服二钱，水一盏，入蜜少许煎食；治内障的配方是龙退、蝉退、凤凰退（即花鸡卵壳）、人退、佛蜕（即蚕蜕）。上等分，不以多少，一处同烧作灰，研为细末。每服一钱，热猪肝吃，日进三服；治盯耳出脓的配方是蝉蜕半两，麝香半钱，上为末，绵裹塞之；治小儿阴肿的配方是蝉蜕半两，煎水洗；服五苓散，即肿消痛止。

乌梢蛇的简历与功效

乌梢蛇，别名乌蛇、乌风蛇、乌花蛇、剑脊蛇、黑风蛇、黄风蛇、剑脊乌梢蛇、南蛇、黑花蛇、三棱子、青蛇、一溜黑、乌风梢、乌风鞭、风梢，为乌梢蛇的干燥体。乌梢蛇敏捷，不管是敌是友，均是三十六计走为上策，因此绰号"一溜黑"。乌梢蛇分为乌梢蛇、黑网乌梢蛇、黑线乌梢蛇，即黄乌梢、青乌梢、黑乌梢，入药首选黑线乌梢蛇。乌梢蛇主要分布在安徽、浙江、江西、福建、河南、陕西、甘肃、四川、贵州、江苏、湖北、湖南、海南、广东、广西、台湾；黑网乌梢蛇仅在云南有分布；黑线乌梢蛇则分布于贵州、云南等。

乌梢蛇为无毒蛇，体长2.5米以上。体背绿褐或棕黑色及棕褐色，背部正中有一条黄色的纵纹，体侧各有两条黑色纵纹。生活在我国东部、中部、东南部和西南的海拔1600米以下的山地、平原、丘陵；常在农田、水田内侧的田埂，菜地，河沟附近，山道草丛旁中活动。性温顺，不咬人，以蛙类、蜥

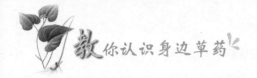

蝎、鱼类、鼠类为食。乌梢蛇多于夏、秋季捕捉，剖开蛇腹或先剥去蛇皮留头尾，除去内脏，盘成圆盘状，干燥。或去头和内脏，用黄酒闷透后，取出，除去皮、骨、晒干用。乌梢蛇药材呈圆盘状，盘径约16cm。表面黑褐色或绿黑色。头盘在中间，扁圆形，眼大而下凹陷，有光泽。气腥，味淡。乌梢蛇能祛风、定惊、解毒、通络、止痉；用于风湿顽痹，麻木拘挛，中风口眼歪斜，半身不遂，抽搐痉挛，破伤风，麻风疥癣，麻风病，眉脱落，瘰疬，恶疮。用量每次 9～12克；研粉吞服1钱，入煎剂用3钱；也可泡酒。

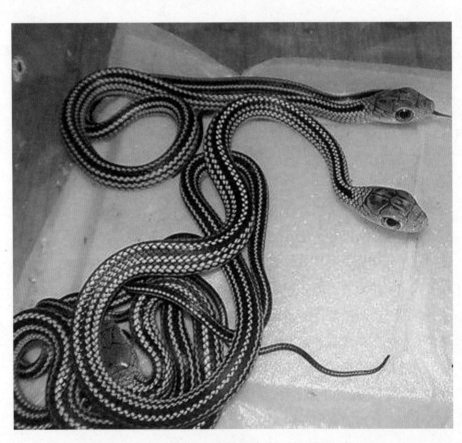

乌梢蛇

第八章

生活中常见的中成药

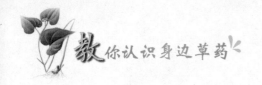

一般来说，中成药包括：用中药传统制作方法制作的各种蜜丸、水丸、冲剂、糖浆、膏药等中成药；用现代制药方法制作的中药片剂、针剂、胶囊、口服液等；专作治病的药酒。总的来说，中成药如今是琳琅满目，品种众多，而且涉及各个医学领域，可以用于医治各种疾病，每种病症都有相应的中成药物。常见的中成药主要有气血双补丸、固精补肾丸、桑菊感冒冲剂、脾肾双补丸、止嗽散、养心宁神丸、黄精丸、镇咳宁口服液、养血安神丸、胃药胶囊、茯苓白术丸、银柴颗粒、黄芪精、五加片、复方鱼腥草颗粒、枸杞药酒、安神养心丸、麻仁丸、板蓝根颗粒、荆防败毒丸、五仁润肠丸、止咳橘红颗粒、蛤蚧大补丸、补脾益肠丸、杜仲补腰合剂、跌打扭伤散、三七片、补肝丸、强力银翘片、健身宁片、独圣活血片、藿香正气丸、枸杞膏、通宣理肺胶囊、麦味地黄丸、宁心补肾丸、参芪五味子糖浆、五味子颗粒、固本丸、人参首乌胶囊、藿香祛暑水、肝肾安糖浆、舒腹贴膏、复方丁香罗勒油（红花油）、鹿角胶颗粒、止咳枇杷合剂、肛泰软膏、感冒清热颗粒、胃病丸、罗浮山凉茶颗粒、止嗽丸、板蓝根片、通宣理肺丸、千金茶、复方香薷水、复方草豆蔻酊、定中丸、止咳橘红胶囊、胃可宁、五味黄连丸、橘红片、舒肝片、玫瑰花糖膏、玫瑰花口服液、归参补血片、金莲花片、妇科毛鸡酒、人参北芪片、龟蛇酒、金樱首乌汁、丹参酮、抗宫炎片、渴乐宁胶囊、口炎清颗粒、坤宝丸、生血丸、小儿至宝丸、小金丹、小金丸、心可舒片、心血宁片、新癀片、熊胆眼药水、玉泉丸、愈风宁片、元胡止痛颗粒、正天丸、知柏地黄丸、中风回春丸、追风透骨丸、祖师麻片等等，本章就来介绍一些有关中成药的服用禁忌、常用剂型及一些常用药物的功效。

中成药的服用禁忌

中成药的服用禁忌主要有：一是辛辣、生冷的东西最好不要吃；二是吃中药不能喝茶、喝绿豆汤；三是不能吃葱、姜、蒜、辣椒等辛辣食物；四是忌狗肉、牛肉、羊肉等；五是吃中药的时候一般不要同时食用萝卜。正确使用中成药，应注意以下三点：首先，分清内服还是外用。中成药是在中医药理论指导下，以中药材为原料，按照规定

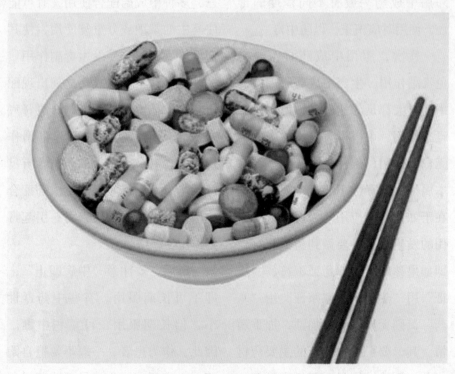

中成药

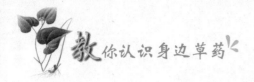

的处方、生产工艺和质量标准生产的制剂。具有便于携带、使用方便等特点，分内服和外用两种。内服中成药的常用剂型为丸剂、散剂、颗粒剂、片剂、胶囊剂等，主要适用于脏腑气血异常所导致的各种疾患。外用中成药常用的剂型有膏贴剂、搽剂、栓剂、滴鼻剂、滴眼剂、气雾剂等，主要适用于疮疡、外伤、皮肤及五官科的多种疾患。外用中成药一般有不同程度的毒性，使用时应慎重，以防中毒。

其次，服用中成药时，要避免毒副作用。生产中成药所采用的中药材大都是天然药品，但还是有毒副作用，可以说没有一种中成药无毒副作用，毒性是中药的一种基本属性。但毒性不等于毒药，关键在于如何正确应用。为避免毒副作用的发生，其一要做到药证相符，即如果诊断不明，药证不符，"热证"用"热药"，"寒证"用"寒药"，则无异于火上加油，加重病情。其二要了解中成药的主要药材成分、用法、用量、配伍宜忌等。

如含有中药材黄药子的中成药，有明显的肝毒性，过量或长期应用，可导致肝脏损害；含有关木通、广防己、马兜铃的中成药因含马兜铃酸，具有明显的肾毒性，使用不当会导致肾损害；含蟾酥的中成药，使用不当会导致心脏损害和心律失常；含马钱子的中成药，使用过量会引起神经系统损害。需要注意的是，外用中成药一般不能内服。其三，多种中成药配合使用，有可能使其中的某项成分重复使用，使其剂量增大，很容易发生毒副作用。另外就是在不同中成药之间出现配伍禁忌，如附子理中丸与金匮肾气丸配合应用，有可能引起毒副作用。而含有乌头的中成药与含有贝母、半夏等治疗咳嗽的中成药配合应用，就会出现配伍禁忌，引起毒副作用。

最后，要注意"中病即止"，即不可长期服用。有些中药毒性小，但长期服用，可蓄积中毒。因此，作为患者，一般不要擅自购药，一定要在医生指导下购药。与此同时，还要注意如下几点：一是饮食禁忌。即通常所说的忌口。如常山忌葱，何首乌、地黄忌葱、蒜、萝卜，薄荷忌鳖肉，茯苓忌醋，蜜反生葱。在服药期间，应忌食生冷、不易消化及刺激性食物。二是妊娠禁忌。某些中药对胎儿有损害作用，根据药物对胎儿损害程度的不同，一般可分为禁用和慎用两类。禁用的是毒性较强或药性峻烈的，如麝香、三棱、莪术、巴豆等；慎用的是活血行气、泻下导滞及大辛大热的药物，如桃仁、红花、大黄、枳实、附子、干姜。三是特殊禁忌，如含麻黄的中成药，青光眼者禁用，高血压、冠心病、前列腺肥大患者慎用。

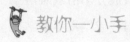 教你一小手

辨别中成药变质的四种方法

过去中成药大都没有生产日期、保质期和有效期，所以有些中成药一放就是几年、十几年。但中成药应该变质就扔。辨别中成药是否变质有四法。（1）观其形。外形失去固定形状者，如原为粉末状或颗粒状，现黏成一团或潮解成糊状，或胶囊变扁成凹凸不平，手感潮湿粘手等都是变质的表现。（2）观其色。片剂、胶囊、糖衣片、水剂、糖浆变色者是变质的表现。（3）品其味。如糖浆变酸，丸剂、片剂有异味者是变质的结果。（4）闻其味。中成药都有其特有的气味，若有酸败发霉的气味，也是变质的结果。

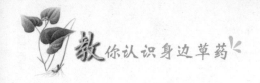

中成药的常见剂型

中成药剂型在我国正式生产使用的有40多种，其剂型主要有丸剂、散剂、煎膏剂、丹剂、片剂、颗粒剂(冲剂)、锭剂、胶剂、硬胶囊剂、软胶囊剂、糖浆剂、合剂、酒剂、酊剂、露剂、注射剂、气雾剂、喷雾剂、膏药、膜剂、栓剂、滴丸。软膏剂、橡胶膏剂、油剂、滴眼剂、搽剂、浸膏剂、流浸膏剂、袋泡剂等。下面我们就来一一介绍中成药的常用剂型。

（1）丸剂。丸剂是药材细粉或药材提取物加适宜粘合剂或辅料，制成的球形或类球形的固体制剂，是最古老的剂型之一，分为蜜丸、水蜜丸、水丸、糊丸、浓缩丸、微丸。丸剂在服用后需要一定时间才能溶化散开，逐渐被人体吸收，因此疗效较慢，药效较持久，可减少部分药材的不良气味，是目前中成

药最常用的剂型。

（2）散剂。散剂是一种或多种药材混合制成的粉末状制剂，分内服散剂和外用散剂，是我国古代剂型之一。散剂服用后分散快，药效迅速。诸如有效成分不溶或难溶于水，或不耐高温，或剧毒不易掌握用量，或者贵重细料药物，均适宜制成散剂。

（3）煎膏剂。煎膏剂又名膏滋，是药材用水煎煮、去渣浓缩后，加炼蜜或糖制成的半固体制剂。具有吸收快，浓度高，体积小，便于保存，可备较长时间服用的特点。用于治疗慢性病和久病体虚。

（4）丹剂。丹剂是水银、硝石、雄黄等矿物药经过炼制、升华、融合等技术处理制成的无机化合物，如红升丹、白降丹。大多含

水银成分，具有消肿生肌、消炎解毒的作用。部分丸剂、散剂、锭剂品种多以朱砂为衣，因气色赤，也称丹。

（5）片剂。片剂是药材细粉或提取物与适宜的辅料或药材细粉压制而成的片状制剂，分为浸膏片、半浸膏片和全粉片。片剂体积小，用量准确，易崩解，生效快，适用于各种疾病。

（6）颗粒剂。颗粒剂又称为冲剂，是药材提取物与适宜的辅料或与药材细粉制成的颗粒状制剂，是在汤剂、散剂和糖浆剂的基础上发展起来的新剂型。有颗粒状、块状两种，分为可溶性、混悬性、泡腾性、含糖型、无糖型等颗粒剂类型。颗粒剂服用简单，口感好，多用于补益、止咳、清热等药物。

（7）锭剂。锭剂是药材细粉与适量粘合剂如蜂蜜、糯米粉或利用药材本身的粘性制成规定形状的固体制剂。可内服或外用，内服作用与糊丸接近，外用多用水或醋磨汁后涂敷患处。锭剂大多嚼化。

（8）胶剂。胶剂是以动物的皮、骨、甲、角等用水煎取胶质，经浓缩凝固而成的固体内服制剂，富含蛋白质、氨基酸等营养成分，适用于老年人、久病未愈者或身体虚弱者。

（9）硬胶囊剂。硬胶囊剂是将适量的药材提取物、药材提取物加药粉或辅料制成均匀的粉末或颗粒，填充于硬胶囊中而制成的剂型，主要是口服。硬胶囊易于吞服，可掩盖药物的不良嗅味，吸收好。适用于对光敏感、不稳定，或遇湿、热不稳定的药物，或有特异气味的药物，或需要定时定位释放的药物。需要注意的是，儿童用药、对胃粘膜刺激性强的药物，不宜制成胶囊剂。

（10）软胶囊剂。软胶囊剂是将油类或对明胶等囊材无溶解作用的液体药物或混悬液，封闭于囊材内制成的剂型，为肠溶胶囊。

（11）糖浆剂。糖浆剂是含有药物、药材提取物和芳香物质的浓缩蔗糖水溶液。含有糖，可以掩

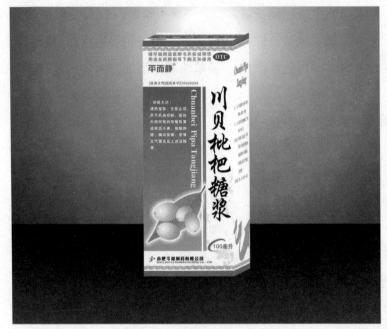

糖浆剂

盖某些药物的不适气味，适用于小儿及虚弱病人服用，多见于小儿用药。不宜用于糖尿病。

（12）合剂。合剂是药材用水或其他溶剂，采用适宜方法提取，经浓缩制成的内服液体制剂。单剂量包装的合剂，又称口服液。合剂既能保持汤剂的特点，又能避免汤剂临时煎煮的麻烦，便于服用。

（13）酒剂。酒剂又称药酒，是药材用黄酒或白酒为溶媒浸提制成的澄清液体制剂。酒剂服用量少，吸收迅速，用于治疗风寒湿痹及补虚养体、跌打损伤。

（14）酊剂。酊剂是药物用规定浓度的乙醇浸出或溶解制成的澄清液体制剂，也可以用流浸膏稀释制成，分内服、外用两种。酊剂有效成分含量高，剂量准确，适宜于制备含有挥发性成分、不耐热成分的制剂。

（15）露剂。露剂又称药露，是含芳香挥发性成分的中药材经水蒸气蒸馏制得的饱和或近饱和的澄明水溶液制剂，多供内服。露剂能保存药材固有的香味，具有解表清暑、清热解毒的功效。

（16）注射剂。注射剂又称针剂，是提取中药材的有效成分，经精制加工制备而成，可供注入人体内的灭菌溶液或乳状液，或可供临用前配制溶液的灭菌粉末或浓缩液制剂。注射剂用于皮下、肌肉、静脉注射、静脉滴注，不受消化液和食物的影响，便于急救使用。但不宜在家庭中使用。

（17）气雾剂、喷雾剂。气雾剂是药物和抛射剂同装封于带有阀门的耐压容器中，使用时借助抛射剂的压力将内容物喷出的制剂。而不含抛射剂，借助手动泵的压力将内容物以雾状等形式喷出的制剂，为喷雾剂，又称气溶胶。气雾剂稳定性强，副作用小。

（18）膏药。膏药又名黑膏药，是根据药方，将药材经食用植物油提取，再加红丹炼制而成的外用制剂。膏药效释放持久，用于跌打损伤、风湿痹痛、疮疡痈肿。

（19）膜剂。膜剂是药物与成膜材料经加工制成的薄膜状制剂，可经口服，舌下含服，眼结膜囊、阴道内及体内植入，用于皮肤和粘膜创伤、烧伤或发炎表面覆盖。

（20）栓剂。栓剂又称坐药、塞药，是药材提取物或药粉与适宜基质制成的供腔道给药的固体制剂，是中成药的古老剂型。栓剂比口服给药吸收快。

（21）滴丸。滴丸是药物以适宜基质用滴丸法制成，在体内溶化快。一般来说，挥发性或不易成型的药物、速效药物，可制成滴丸。

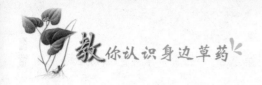

六神丸的简历与功效

六神丸是中华国药之瑰宝，是著名的清热解毒利咽药，已有250余年历史，主要由牛黄、麝香、蟾酥、雄黄、冰片、珍珠六味药物组成，故称"六神丸"。此药治疗喉症时宜含化。方剂中的牛黄能清心开窍、清热解毒，珍珠能治疗口疮咽喉肿痛及糜烂，冰片具有清热、止痛、解毒的功效，蟾酥有消促、止痛及解毒除秽的功能，雄黄具有解毒杀虫功能，麝香具有通络、消肿、行瘀、止痛的功效。具体来说，六神丸由珍珠粉、犀牛黄、麝香各4.5克，雄黄、蟾酥、冰片各3克的配方制成，具有清热解毒、增强免疫功能、强心、抗肿瘤、消炎止痛的作用。六神丸的使用方法是：研细末，用酒化蟾酥，调匀为丸，如芥子大，百草霜为衣。每服5～10丸，每日二至三次，亦可外用。

六神丸主治咽喉肿痛、溃疡、白喉、扁桃体炎、口疮、痈疽、疔疮、痱子、急慢性咽喉炎、咽喉肿痛化脓、淋巴管炎、面颈部淋巴结炎、牙周炎、牙周化脓、颌下腺炎、小儿热疖、乳腺炎、毛囊炎；也可治疗流行性感冒、流行性腮腺炎、流行性出血热、带状疱疹、风疹、病毒性肝炎、支气管哮喘、急性肾小球肾炎、过敏性紫癜性肾炎、慢性非特异性溃疡性结肠炎、婴儿湿疹、白血病、食道癌、喷门癌、心力衰竭、心房纤颤、心房扑动、小儿肺炎呼吸衰竭等。

不过需要注意的是，切忌滥用六神丸。六神丸含有蟾酥，其有效成分为蟾毒素。一旦滥用或一次过量，即中毒。因此需严格控制适应症与剂量。另外就是小儿慎用，新生儿禁用，孕妇慎用。六神丸还能引起过敏反应，诸如出现药疹、瘙痒难忍、喉头水肿、咽部充血、吞咽困难、咽喉梗塞、呼吸不畅、过敏性休克、呼吸急促、面色苍白等，需立即抢救。与此同时，六神丸不宜与助消化药多酶片、胃蛋白酶、抗贫血药富马铁片、解痉止痛药阿托品等同用，否则会增加毒性。

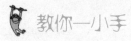 教你一小手

丸剂的几种分类型

丸剂分为蜜丸、水蜜丸、水丸、糊丸、浓缩丸、微丸。蜜丸即药材细粉以蜂蜜为粘合剂制成，是中医临床应用最广泛的一种。蜂蜜有润肺止咳、润肠通便的功能。滋补类药物、小儿用药、贵重及含易挥发性成分的药物常制成蜜丸。多用于治疗慢性病和虚弱性疾病，如六味地黄丸、人参鹿茸丸；水蜜丸即药材细粉以水和蜂蜜按适当比例混匀为粘合剂制成。水蜜丸作用缓慢、持久，含水量低、易保存和服用。多用于补益类药物，如补中益气丸；水丸即药材细粉以水或醋、药汁、黄酒等为粘合剂制成。表面致密光滑，便于吞服，不易吸潮；浓缩丸即全部药材或部分药材的煎液或提取液，与适宜的辅料或药物细粉加适宜的粘合剂制成，分为浓缩蜜丸、浓缩水丸、浓缩水蜜丸。浓缩丸适用于慢性疾病；糊丸即药材细粉以米糊或面糊为粘合剂制成，质地坚硬，内服既可延长药效，又能减少某些毒性成分的释放或减缓刺激性成分对胃肠的刺激。刺激性较大或有毒药物，宜制成糊丸；蜡丸即药材细粉以蜂蜡为粘合剂制成。蜡丸溶化极其缓慢，可延长药效，防止药物中毒或对胃起强烈的刺激作用。含较多的剧毒或强刺激性药物，或要求在肠道吸收的中成药，都可制成蜡丸；微丸即药

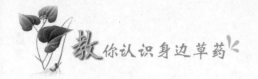

材细粉以水或酒泛丸，或以百草霜为衣，采用现代技术制成。直径小于2.5毫米，体积小，服用方便，适宜于刺激性药物，贵重或细料药材多制备成微丸。

牛黄解毒丸的简历与功效

牛黄解毒丸由牛黄、黄连、黄芩、黄柏、大黄、银花、连翘等研细末加炼蜜而制成。方中的牛黄具清热降火、解毒、清心、开窍、镇静、安神的功能，黄连、黄芩具有清火的功能，大黄、栀子能清心火、除烦躁、泻肠通便，连翘能清热解毒，生石膏能清肺热、除烦，菊花能清肝火、明目。这些药物共同组成的牛黄解毒丸具有清火、降火、解毒、通便、消炎等功效；主治口舌生疮、咽喉肿痛、牙龈炎、咽喉肿痛、目赤红肿、大便秘结、口渴咽干、头目眩晕。

牛黄解毒丸为棕黄色的大蜜丸，有冰片香气。具体来说，牛黄解毒丸由牛黄5克、雄黄50克、石膏200克、大黄200克、黄芩150克、桔梗100克、冰片25克配伍构成。口服，一次1丸，一日2～3次。不过，牛黄解毒丸也有一些不良反应，其毒害作用可影响到神经系统、消化系统、血液系统、泌尿系统；对老幼、妇女、体弱患者应减低给药剂量，减少服药次数。过敏体质患者不应服用，孕妇禁用，儿童不便服用。

教你一小手

选治感冒中成药的注意事项

中医将感冒分成为风寒、风热和暑湿三种类型。由于疾病类型不同，治疗的方法大不一样。治疗感冒的关键在于辨清感冒是风寒还是风热。一般来说，风寒型感冒的特征有：恶寒重，发热轻，无汗，头痛，四肢关节疼痛明显，鼻塞声重，打喷嚏，流清鼻涕，口不渴，咳嗽，咯痰清稀，咽喉疼痛不明显，舌质不红，舌苔薄白而润，脉浮紧。治疗时可选用感冒清热颗粒、正柴胡饮颗粒、风寒感冒冲剂、荆防冲剂、解热感冒片、感冒退烧片、参苏感冒片、感冒软胶囊、伤风停胶囊、伤风感冒冲剂、杏苏感冒冲剂、荆防败毒丸等。

风热型感冒的特征为发热重，恶寒轻，头痛，口渴，鼻塞，流黄稠鼻涕，咽喉红肿疼痛，舌边尖红，苔薄黄，脉浮数。治疗时选用银翘解毒颗粒、夏桑菊感冒冲剂、风热感冒冲剂、羚翘解毒丸、柴黄清热冲剂、复方感冒灵片、感冒清胶囊、清热感冒冲剂、复方夏桑菊感冒片、银柴合剂、清感穿心莲片、复方双花口服液、复方穿心莲片、清热解毒颗粒、双黄连口服液、抗病毒胶囊等。

另外对于感冒的各种合并症状也需留意，比如秋冬季节的感冒一般为里有积热，外感风寒，因此会出现咽喉肿痛等上火症状。因而在服用感冒清热颗粒时，可适当配合板蓝根冲剂、牛黄上清丸。如果感冒的同时伴有胃部胀闷，食欲不振，恶心欲吐，腹胀便溏，舌苔厚腻等症状，可配合使用加味保和丸、健胃消食片。如果感冒表现为咳嗽声重，连声呛咳，昼轻夜重，可配合通宣理肺丸、止咳宁嗽胶囊。

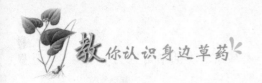

云南白药的简历与功效

云南白药，原名曲焕章百宝丹、百宝丹，被誉为"中华瑰宝，伤科圣药"，由云南民间医生曲焕章于1902年研制成功，以云南三七为主要成分。曲焕章还研制出虎力散、撑骨散。1917年，云南白药由纸包装改为瓷瓶包装；1923年后，曲焕章使云南白药形成了"一药化三丹一子"，即普通百宝丹、重升百宝丹、三升百宝丹、保险子；1955年，曲焕章的妻子缪兰英向人民政府献出云南白药的配方。云南白药被誉为伤科圣药，对跌打损伤、创伤出血有很好的疗效，具有化瘀止血、活血止痛、解毒消肿功效，特别对内脏出血更有功效。

云南白药被广泛应用于内科、外科、妇科、儿科、五官科、皮肤科等多种疾病的治疗，并制成散剂、胶囊剂、气雾剂、贴膏剂、酊水剂、创可贴等多种剂型。成为主治各种跌打损伤、红肿疮毒、妇科血症、咽喉肿痛和慢性胃病的特效药品；主治跌打损伤、瘀血肿痛、吐血、咳血、便血、痔血、崩漏下血、支气管及肺结核咳血、溃疡病出血、疮疡肿毒及软组织挫伤、闭合性骨折，以及皮肤感染性疾病。

云南白药在使用时有如下法则：刀枪伤、跌打伤，无论轻重，出血者用温开水送服；瘀血肿痛，未出血者用酒送服；妇科各种出血，用酒送服。但血过多、红崩，用温开水送服；毒疮初起，服0.25克，另取药粉用酒调匀敷患处。已化脓，只需内服；其它内出血各症状，均可内服。口服每次0.25～0.5克，一日4次。凡遇较重的跌打损伤可先服红色保险子，轻伤及其他病症不必服。需注意的是，2～5岁按成人量1/4服用，5～12岁按成人量1/2服用。

云南白药为灰黄色至浅棕色黄色的粉末；具特异性香气，味略感清凉。保险子为红色的球形或类球形水丸，剖面显棕褐色，味微苦。云南白药在使用时还有如下注意事项：孕妇忌用；有本药过敏史者或家族过敏体质者慎用；伴有严重心律失常的，不宜使用；有组织破损、感染者，外敷用药前须彻底清创、冲洗、消毒；服药一日内，忌食蚕豆、鱼类和酸冷食物。

藿香正气水的简历与功效

藿香正气水为深棕色的澄清液体（久贮略有浑浊），味辛、苦。藿香正气水由苍术160克、陈皮160克、厚朴（姜制）160克、白芷240克、茯苓240克、大腹皮240克、生半夏160克、甘草浸膏20克、广藿香油1.6毫升、紫苏叶油0.8毫克等组成，是夏季常用解暑药物。藿香正气水有止吐、镇痛、解痉、增强细胞免疫功能、抑菌等作用；具有散寒化湿、和中祛暑的作用；主治脘腹胀痛、呕吐腹泻、胃肠型感冒、外感风寒、内伤湿否、头痛昏重。

口服，一次5～10毫升，一日2次，用时摇匀。

使用藿香正气水时需要注意用药安全，有如下注意事项：饮食宜清淡；不宜在服药期间同时服用滋补性中成药；有高血压、心脏病、过敏体质、肝病、糖尿病、肾病等慢性病严重者、孕妇或正在接受其它治疗的患者，均应在医师指导下服用；服药三天后症状未改善，或出现吐泻明显，并有其他严重症状时应去医院就诊；须按照用法用量服用，小儿、年老体虚者应在医师

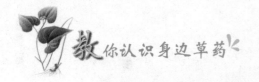
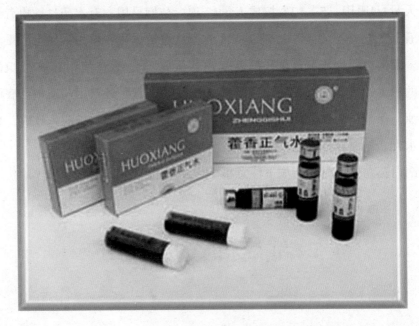

藿香正气水

指导下服用；药品性状发生改变时禁止服用；儿童须在成人的监护下使用；如正在服用其他药品，使用本品前须咨询医生是否适合服用。

藿香正气水有如下的医疗功能：治疗小儿痱子的方法是取藿香正气水1支按比例加凉开水或生理盐水稀释。不满3个月，药液与水比例为1：3；4个月至12个月者，药液与水比例为1：2；超过1岁者，药液与水比例1：1。用药之前先用温水将局部洗净擦干，然后用消毒药棉蘸稀释后的药液涂擦患处，每日2~3次。治疗蚊虫叮咬的方法是用藿香正气水外涂患处。治疗足癣的方法是将患足用温水洗净擦干，将藿香正气水涂于足趾间及其他患处，早晚各涂一次，另外要穿透气性好的棉袜、布鞋，保持足部干燥，5天为一疗程。治疗湿疹的方法是每日用温水清洗患处后，直接用藿香正气水外涂患处，每天3~5次，连用3~5天。治疗晕车晕船的方法是乘坐车、船前，用药棉蘸取藿香正气水敷于肚脐内，也可在乘车前5分钟口服一支藿香正气水（儿童酌减）。治疗外痔的方法是取藿香正气水20毫升，加凉开水1000毫升稀释后，以药棉擦洗，每日2次。治疗外阴瘙痒的方法是将藿香正气水用凉开水稀释50倍后清洗外阴（男女皆可用）。治疗慢性荨麻疹的方法是口服藿香正气水10毫升，每日3次，连

服2周为1疗程。但伴有喉头水肿、休克、发热者、近2周来曾用过皮质激素者以及阴虚火旺，不宜使用。治疗婴幼儿腹泻的方法是取干净纱布一块，折叠成4~6层置于患儿肚脐处，将藿香正气水置水中预热，待药温适宜时倒入纱布上，用塑料布覆盖纱布后，再用医用胶布固定，2~3小时后取下，每日2~3次。

乌鸡白凤丸的简历与功效

乌鸡白凤丸为黑褐色或黑色的水蜜丸、小蜜丸、大蜜丸，是古方"大小乌鸡丸"的加减方，由乌鸡、鹿角胶、鳖甲、牡蛎、桑螵蛸、人参、黄芪、当归、白芍、香附、天冬、甘草、熟地黄、地黄、川芎、银柴胡、丹参、山药、芡实、鹿角霜、蜂蜜等制成。乌鸡白凤丸来自宫庭秘方，为历代皇后贵妃常服的滋补、调经、养颜品；古方含有燕窝、参茸、珍珠、当归、乌鸡等药材。乌鸡白凤丸具有平衡

女性激素分泌、保护卵巢、维持子宫肌弹性不易老化等功效。产后常服，能恢复原来健美身段；少女常服，可助长发育、滋补养颜。

乌鸡白凤丸为气血双补，阴阳并调，为补血养血，调经止带的名方。方中的黄芪、人参补气，鹿角胶、鹿角霜补肝肾，桑螵蛸收补肾阳，熟地、当归、川芎、白芍、生地养血，丹参、牡蛎、别甲则活血、散结、滋阴、安神，银柴胡清虚热，天冬滋阴，山药、芡实则补

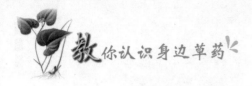
脾、去湿、固肾、止带作用，制香附则理气。乌鸡白凤丸主治气血虚弱、月经失调、经期腹痛、腰腿酸软、赤白带下、小腹虚冷、经来腹痛、寒凝血滞、容颜易老、久不成孕、身体瘦弱、血色不常、头晕耳鸣、精神恍惚、倦怠乏力、夜睡不宁、心悸烦躁、面麻唇白、肤黄乾萎、月经失调、崩漏带下、恶露不净、小腹虚冷、寒凝血滞、产后虚损。乌鸡白凤丸尤其适用于妇女更年期的综合征、人工流产后综合征、少女青春期经期紊乱、慢性盆腔炎、附件炎、女子不孕，还可用于男子气血两虚、男子性功能衰退。

乌鸡白凤丸的服用方法是：口服，水蜜丸一次6克，小蜜丸一次9克，大蜜丸一次1丸，一日2次。乌鸡白凤口服液，口服，每次10毫升，每日2次。乌鸡白凤丸临睡前服用效果更佳，用滚水、茶，或甜酒、羌汤送下，亦可用鸡汁炖服。乌鸡白凤丸的服药禁忌有：孕妇忌服；忌食寒凉、生冷食物；服药期间不宜喝茶和吃萝卜；不宜同时服用藜芦、五灵脂、皂荚或其制剂；感冒时不宜服用本药；月经过多者不宜服用本药，带下量多气臭者应去医院就诊；要按照用法用量服用，一般不可长期服用；服药二周症状无改善，应去医院就诊；对本品过敏者禁用，过敏体质者慎用；药物性状发生改变时，禁止使用；如有外感发热，应暂停服用。

止嗽散的简历与功效

咳嗽，一般因外感六淫，脏腑内伤，影响于肺所致，有声有痰。医学古籍《素问》中记载道："咳谓无痰而有声，肺气伤而不清也；嗽是无声而有痰，脾湿动而为痰也。咳嗽谓有痰而有声，盖因伤于肺气动于脾湿，咳而为嗽也。"咳嗽分为伤风咳嗽、风寒咳嗽、伤燥咳嗽、燥热咳嗽、痰饮咳嗽、风热嗽、热嗽、时行嗽、寒嗽、湿咳、暑咳、火咳、食咳等；按脏腑气血分，则有肺虚咳、肺咳、心咳、肝咳、脾咳、肾咳、大肠咳、小肠咳、胃咳、膀胱咳、三焦咳、胆咳、劳嗽、气嗽、瘀血嗽。其中，风寒咳嗽因风寒袭肺引起，咳嗽频频，声重不扬，咳吐稀薄痰液，色清多沫，伴有恶寒发热、全身疼痛、无汗、流清鼻涕，适宜用止嗽散加防风、苏叶、羌活、生姜，水煎服。而风热咳嗽，则因风热犯肺引发，剧烈咳嗽，痰稠色黄，咳吐不爽，伴有发热头痛、恶风汗出、鼻塞浊涕、口干咽痛，适宜用止嗽散加桑叶、菊花、薄荷、川贝母、连翘、鲜芦根，水煎服。

止嗽散有解表邪、宣肺气、止咳嗽、化痰涎之效，故称"止嗽散"；是清代医家程钟龄所著《医学心悟》一书中的名方，由桔梗、荆芥、紫菀、百部、白前各1千克，甘草375克，陈皮500克制成。方中的紫菀、百部、白前，止咳化痰；桔梗、陈皮，宣肺理气；荆芥，祛风解表；甘草，调和诸药。止嗽散能够宣肺疏风，止咳化痰；主治外感咳嗽，症见咳而咽痒，咯痰不爽，或微有恶风发热，舌苔薄白，脉浮缓。每服9克，临卧时开水调服，初感风寒者，用生姜汤调下。服用时的注意事项有：阴虚肺燥以致咳嗽或咯血者，不宜使用；如肺热咳喘，须加贝母、知母、瓜蒌、黄芩，不宜单独使用。

枸杞药酒的简历与功效

枸杞子具有扶正固本、生精补髓、滋阴补肾、益气安神、强身健体、延缓衰老之功效；主治糖尿病、高脂血症、肝功能异常、胃

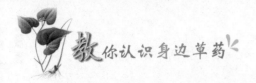

炎，可调节免疫、防治肿瘤、减轻化学疗法引起的白血球降低。枸杞药酒为棕红色的澄清液体，气芳香，味甜、微苦；由枸杞子250克，熟地黄、黄精各50克，百合、制远志各25克，白酒5000毫升，白糖500克组成。枸杞药酒的制法是：将前上述药物研成粗末，入布袋，置容器中，加入白酒，加盖隔水蒸至沸腾，倾入缸中，密封，浸泡30～40天后，每日搅拌1次。至时取出药袋，再将布袋压榨取汁入缸，加入白糖，搅拌，静置数日，过滤去渣即可。或者取枸杞子120克，白酒1000毫升，密封浸泡7～15天后即成。

枸杞药酒具有滋肾益肝、益气健胃、补肾强精、消除疲劳的功能；主治肝肾不足、失眠、眩晕、舌红少津、神疲肢倦、胃寒、阳痿、目疾、迎风流泪、遗精、早衰、虚劳羸瘦、腰膝酸软。口服，每次服10～15毫升，日服2次。宜饭前或进食时服用。枸杞药酒的服用事项有：忌辛辣、生冷、油腻食物；凡脾胃虚弱、食入难化、呕吐泄泻、腹胀便溏、咳嗽痰多，均忌服；不宜和感冒类药同时服用；孕妇及小儿，忌服；高血压、糖尿病或正在接受其他药物治疗的患者，应在医师指导下服用；服药期间如出现食欲不振、恶心呕吐、腹胀便溏，应去医院就诊；药品性状发生改变时，禁止服用。

教你一小手

人参枸杞酒

配方：人参2克，枸杞子35克，熟地10克，冰糖40克，白酒1千克。

制作：人参烘软切片，枸杞除去杂质，用纱布袋装上扎口备用。冰糖放入锅中，用适量水加热溶化至沸，炼至色黄时，趁热用纱布过滤去渣备用。白酒装入酒坛内，将装有人参、枸杞布袋放入酒中，加盖密闭浸泡10~15天，每日搅拌一次，泡至药味尽淡，用细布滤除沉淀，加入冰糖搅匀，再静置过滤，澄明即成。宜于病后体虚及贫血、营养不良、神经衰弱、糖尿病，能强身益寿。

红花油的简历与功效

红花油分为药用、食用两种，其中食用红花油是一种手感较重，补给皮肤和头发营养的润肤油酯，可呵护人体肌肤，增加皮肤的光泽和弹性。食用油红花油是选用新疆盛产的优质红花籽为原料，富含天然Ve、不饱和脂肪酸、亚油酸，不含胆固醇的"绿色食品"，营养价值高，色泽清亮，爽口。我国新疆塔城裕民县有"中国无刺红花之乡"的美誉，塔城红花缘油出产于此。食用油红花油具有软化心脑血管，促进血液循环，降脂降压，促进新陈代谢，调节内分泌等功效。

药用红花油，别名复方丁香罗勒油，为外用药，红棕色澄清液体，气特异，味辛辣。由丁香罗勒油564毫升、水杨酸甲酯372毫升、姜樟油10.7毫升、肉桂油21.3毫升、桂皮醛21.3毫升、柠檬醛0.7毫升、冰片2.3克配制而成。具体的制法是：以上七味混匀，使冰片溶解，加适量着色剂搅拌，加入植物油，过滤，制成1000毫升即可。

药用红花油为骨伤科软组织扭挫伤类药品，能活血驱风，镇痛，抗炎，消肿，舒筋止痛；用于风湿骨痛，肢体麻木，跌打损伤，蚊虫叮咬，外感头痛，皮肤瘙痒，关节酸痛，扭伤肿胀，轻微烫伤。涂擦患处，一日4~6次。使用禁忌有：凡皮肤、粘膜破损处，禁用；孕妇禁用；为外用药，禁止内服；忌食生冷、油腻食物；切勿接触眼

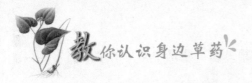
睛、口腔等黏膜处；有出血倾向者慎用；经期及哺乳期妇女慎用；儿童、年老体弱者应在医师指导下使用；用药后皮肤过敏，有明显灼烧感、瘙痒或局部红肿等情况，应停止使用，症状严重应去医院就诊；

对本品过敏者禁用，过敏体质者慎用；儿童须在成人监护下使用；禁止与正骨水合用，如果正在服用或外用其他药品，使用红花油前，要咨询医生或药师。

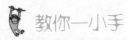
教你一小手

白花油的功效

白花油由薄荷脑、樟脑、水杨酸甲酯、桉油、冰片、薰衣草油等成分组成，具有疏风止痒、理气止痛、消疲提神的功效，主要用于感冒引起的关节酸痛、头痛鼻塞、晕车、扭伤。白花油虽然对扭伤有一定的止痛作用，但不能起到舒筋活血、抗炎、消肿作用。白花油仅供外用涂擦，特殊情况下，如胃肠积气引起腹痛时，可在医生指导下口服3~5滴，小儿酌减。另外，皮肤有破损，不要使用；对本品过敏者禁用，过敏体质者慎用；孕妇禁用于腹部皮肤；儿童必须在成人监护下使用；涂布部位有明显灼烧感或瘙痒，局部红肿等情况，应立即停止用药，并洗净皮肤。

七种常用精油的简历与功效

◆ **四季油**

四季油别名同仁油、通用名，为橙黄色或淡红色的澄清油状液体，特臭味。四季油由水杨酸甲酯490克、松节油10克、薄荷油430克、肉桂油2.5克、八角茴香油17.5克、樟脑15克配制而成。具体制法是：以上七味，混匀，加香精适量，混匀，滤过即可。四季油能驱风、兴奋；用于伤风感冒，舟车晕眩，中暑。外用，涂擦额角、眉心等处。

◆ **万金油**

万金油别名清凉油，由"虎标万金油"及其创始人胡文虎、胡文豹创制。万金油的主要成份是薄荷脑、薄荷油、桉叶油、樟脑、丁香油，有抗偏头痛、抗抑郁、止呕吐、抗昏迷、兴奋、止痛等作用。万金油是用薄荷脑、樟脑、桂皮油、桉叶油等，加石蜡制成的膏状药物，主治头疼、轻微烫伤。与"万金油"、"清凉油"相近的医品还有"二天堂"、"驱风油"、"风油精"、"白花油"。虎标万金油和白花油、部分风油精、驱风油，都可以内服；内服能兴奋中枢神经，发汗解热，使胃部感到温暖

舒适；对金黄色葡萄球菌、白色葡萄球菌、卡他球菌、绿脓杆菌、宋内氏痢疾杆菌，均有抑制作用；丁香油可治胃痛、胃寒呕逆、吐泻，并有驱蛔作用，对葡萄球菌、结核杆菌和常见的致病性皮肤真菌有显著的抑制作用。万金油中的薄荷脑、樟脑、桉叶油、丁香油，对蚊、蠓、蚋、虻、蝇和马峰等有强烈的驱逐作用。把万金油涂在人体的重要穴位如印堂、人中、太阳、肚脐眼、中脘、足三里、三阴交、涌泉等处，可治疗头晕、偏头痛、腹胀、肚子疼、伤风感冒。

◆ **驱风油**

驱风油为无色或微黄色的油状液体，由薄荷油、樟脑油、水杨酸甲酯、液状石蜡配制而成，为颈肩痛、腰腿痛类药品。驱风油能活血止痛；用于关节痛。外用，涂擦患处。使用驱风油的注意事项有：孕妇禁用；为外用药，不能内服；使用时皮肤出现皮疹、瘙痒，应停用；皮肤溃烂有渗液，外伤合并感

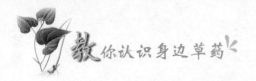

染化脓，不宜使用；药品性状发生改变时，禁止使用；儿童须在成人的监护下使用。

◆ 白花油

白花油于1927年由颜玉莹在马来西亚首次发明，为感冒类药品；为无色或微黄色的透明液体，有较强的特异香气。由于这种药油的气味很像水仙，水仙花在南洋又名白花，于是颜玉莹把这药油命名为白花油。白花油由薄荷脑、桉油、樟脑、冰片、水杨酸甲酯、薰衣草油、冬青油等配制而成。白花油能疏风止痒，理气止痛，消疲提神；用于关节酸痛，伤风感冒，头痛鼻塞，扭伤。外用，搽抹患处。使用禁忌有：皮肤破损处忌用；供外用涂擦；涂布部位如有明显灼烧感或瘙痒、局部红肿，应停止用药，且洗净；孕妇慎用；过敏体质慎用；性状发生改变时禁止使用；儿童须在成人监护下使用。

◆ 百草油

百草油，为感冒类药品，由薄荷油、丁香罗勒油、肉桂油、豆蔻、细辛、白芷、大黄、黄芩、黄柏、艾叶等21味药物配制而成。百草油能清暑去湿，辟秽止呕，提神醒脑；主治伤风感冒，呕吐腹痛，舟车晕浪，皮肤瘙痒。外用，擦患处。使用禁忌有：皮肤破损处忌用；供外用涂擦；涂布部位如有明显灼烧感或瘙痒、局部红肿等情况，应停止用药，洗净；孕妇慎用；过敏体质慎用；儿童须在成人监护下使用。

◆ 正红花油

正红花油为外用药，红棕色澄清液体，有辛辣气味。由松节油、冬青油、丁香油、薄荷油、乳香、没药、樟脑、丹皮酚、血竭等药物配制而成。正红花油主要用于救急止痛，消炎止血；可治疗心腹诸痛、风湿骨痛、跌打损伤、扭伤、刀伤、烫伤、火伤、蚊叮虫咬、晕车晕船、头晕。取适量涂擦皮肤不适处，按揉2~3分钟，每日2~4次。使用禁忌有：不可内服；不得直接涂擦在伤口处及眼部，如有误用，立即用水冲洗；如出现皮肤过敏、红肿现象，暂停使用。

◆ **风油精**

风油精为淡绿色澄清油状液体，有特殊香气，味凉而辣，为虫螫类、感冒类药品。风油精由薄荷脑、樟脑、桉叶油、柳酸甲酯，加液状石腊、叶绿素、香精油，配制而成。风油精中的配方桉叶微有香气，味稍苦而凉，以叶大、完整、梗少、无杂质为佳。蓝桉叶、桉叶油具有治疗上呼吸道感染、慢性支气管炎、哮喘、创面、溃疡、瘘管、神经痛，以及祛痰、驱钩虫、驱风、除臭等作用。风油精中的配方薄荷脑含有薄荷醇，有薄荷的特殊香气，为芳香药、调味药及驱风药，主治疼痛。

风油精能清凉、止痛、驱风、

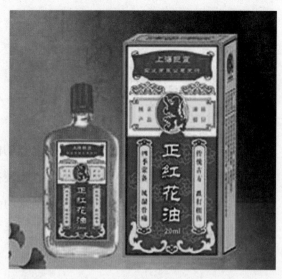

正红花油

止痒；用于蚊虫叮咬，伤风感冒及其引起的头痛、头晕，晕车不适，以及小儿蛲虫病所致的肛周瘙痒，咽喉疼痛，小儿高热，水火烫伤，风湿骨痛，牙痛。外用，涂擦于患处，口服一次4~6滴，小儿酌减，且要遵医嘱。使用禁忌有：孕妇禁用；产妇、新生儿禁用；严重烫伤病人禁用；过敏者禁用；涂药时注意不要将药误入眼内；外搽后皮肤出现皮疹瘙痒，应停用；瓶盖宜拧紧，以防止药物挥发；药品性状发生改变时，禁止使用；儿童须在成人监护下使用。

229

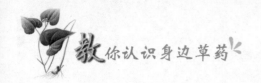

华佗再造丸的简历与功效

华佗再造丸源于新中国成立初期"京城四大名医"的冉雪峰的祖传秘方。20世纪80年代，冉雪峰之子冉小峰将验方献给国家。华佗再造丸为黑色的浓缩水蜜丸，气香、味苦，能选择性增加颈总动脉与颈内动脉血流量。华佗再造丸精选十多味纯植物药组方而成，摒弃了中医治"风"总离不开全蝎、蜈蚣、水蛭、土鳖虫等动物药的习惯。采用纯植物药组方，既能治疗缺血性中风又能治疗出血性中风，且克服了动物药的副作用；能够增加脑部血流量、抗凝血、抗血栓、促进脑出血后血肿病灶的清除与修复、改善心功能、提高机体免疫功能、改善脑梗塞的神经行为障碍、缩小脑梗塞的范围。

华佗再造丸由当归、川芎、冰片、白芍、红参、五味子、马钱子、红花、南星等药物配制而成。能活血化瘀，化痰通络，行气止痛；用于中风瘫痪、拘挛麻木、口眼歪邪、言语不清，以及缺血性中风、中风后遗症、胸痹、头痛、眩晕、风寒湿痹。口服，每次4~8克，重症每次8~16克，每日2~3次。服用禁忌有：孕妇忌服；服药期间如有燥热感，可用白菊花蜜糖水送服，或减半服用。

第九章

外来的西洋常用药物

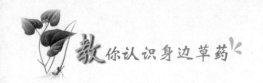

　　西药即是指有机化学药品、无机化学药品和生物制品。一般来说，西药说明书有化学名、结构式，剂量上比中药精确，通常以毫克计。具体来说，西药可以分为：抗感染类药物，包括抗生素类药物（如青霉素、氨苄西林、阿莫西林、头孢噻吩钠、头孢氨苄、头孢拉定、苏巴坦、庆大霉素、阿米卡星、四环素、金霉素、半诺环素、氯霉素、红霉素、麦迪霉素、罗红霉素、克拉霉素、阿奇霉素、多粘菌素）、合成抗菌药（如环胺嘧啶、呋喃妥因、诺氟沙星、甲硝唑、替硝唑）、抗结核病药（如异烟肼、利福平）、抗麻风病药（如氨苯砜）、抗病毒药（如阿昔洛韦、利巴韦林）、抗真菌药（如咪康唑）、抗疟疾病药物（如青蒿素）；麻醉药及辅助药物，包括硫喷妥钠、利多卡因、苯佐卡因、泮库溴铵；神经类药物，包括甲氯芬酯、茴拉西坦、哌替啶、曲马朵、扑热息痛、双氯芬酸、布洛芬、别嘌醇、麦角胺咖啡因片、戊巴比妥、氯西泮、加兰他敏、苯妥英钠、卡马西平、卡比多巴、苯海拉明、倍他司汀、长春西丁。本章就来简单扼要地介绍几种西药。

青霉素的简历与功效

青霉素，别名青霉素G、peillinG、盘尼西林、配尼西林、青霉素钠、苄青霉素钠、青霉素钾、苄青霉素钾，是种从青霉菌培养液中提制的分子中含有青霉烷、能破坏细菌的细胞壁并在细菌细胞的繁殖期起杀菌作用的抗生素。青霉素是第一种能够治疗人类疾病的抗生素，对革兰氏阳性菌有效。青霉素分为三代，第一代是指天然青霉素，如青霉素G（苄青霉素）；第二代是甲氧苯青霉素、羧苄青霉素、氨苄青霉素；第三代是硫霉素、奴卡霉素。另外，青霉素可分为青霉素G类（青霉素G钾、青霉素G钠、长效西林）、青霉素V类（别

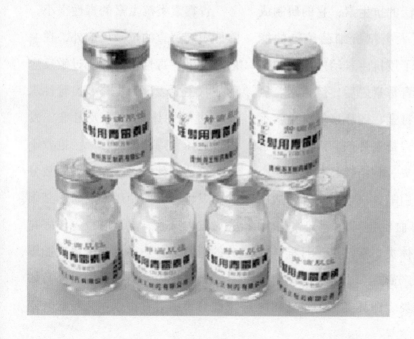

青霉素

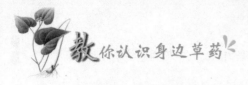

名苯氧甲基青霉素、6-苯氧乙酰胺基青霉烷酸,如青霉素V钾)、耐酶青霉素(如苯唑青霉素、氯唑青霉素)、广谱青霉素(如氨苄青霉素、羟氨苄青霉素)、抗绿脓杆菌广谱青霉素(如羧苄青霉素、氧哌嗪青霉素、呋苄青霉素)、氮咪青霉素(如美西林、匹美西林)。1953年5月,中国第一批国产青霉素诞生,揭开了中国生产抗生素的历史。目前我国的青霉素年产量居世界首位。

青霉素是种高效、低毒、临床应用广泛的抗生素;它的研制成功增强了人类抵抗细菌感染的能力,开创了用抗生素治疗疾病的新纪元。继青霉素之后,链霉素、氯霉素、土霉素、四环素等抗生素不断产生。青霉素针剂和口服青霉素能治疗肺炎、肺结核、脑膜炎、心内膜炎、白喉、炭疽。青霉素适用于治疗溶血性链球菌感染(如咽炎、扁桃体炎、猩红热、丹毒、蜂窝织炎和产褥热)、肺炎链球菌感染(如肺炎、中耳炎、脑膜炎和菌血症)、不产青霉素酶葡萄球菌感染、炭疽、破伤风、气性坏疽、梅毒(包括先天性梅毒)、钩端螺旋体病、回归热、白喉、草绿色链球菌心内膜炎、流行性脑脊髓膜炎、放线菌病、淋病、奋森咽峡炎、莱姆病、多杀巴斯德菌感染、鼠咬热、李斯特菌感染,以及除脆弱拟杆菌以外的厌氧菌感染。另外风湿性心脏病或先天性心脏病患者在进行口腔、牙科、胃肠道、泌尿生殖道手术前,可用青霉素预防感染性心内膜炎发生。

青霉素类抗生素的毒性很小,除能引起严重的过敏反应外,在一般用量下,毒性不明显。过敏反应的症状主要表现为皮疹、血管性水肿、过敏性休克、呼吸困难、发绀、血压下降,最后惊厥,抢救不及时可造成死亡;多在注射后数分钟内发生。因而使用本品时,必须先做皮内试验。皮试时也应作好充分的抢救准备。另外对于肾功能不良者,剂量应适当调整。另外有如下注意事项:青霉素不宜与盐酸四环素、卡那霉素、多粘菌素E、磺胺嘧啶钠、三磷酸腺苷、辅酶A等混合静滴；氯霉素与青霉素一般不要联用，如需联用，宜先用青霉素2～3小时后再用氯霉素；婴儿、肝肾功能减退者慎用；妊娠末期、产妇慎用；哺乳期妇女忌用；大剂量青霉素能导致神经系统中毒。

阿莫西林的简历与功效

阿莫西林，别名阿莫锋、阿莫灵、阿莫仙、阿莫新、新达贝宁、阿摩西林、安福喜、奥纳欣、弗莱莫星、酚塔西林、广林、奈他美、羟氨苄青霉素、强必林、强力阿莫仙、特力士、益萨林、氧他西林、再林、再灵，为白色、类白色结晶性粉末，味微苦，耐酸，在胃肠道吸收好。阿莫西林的敏感菌有链球菌、单核李斯特菌、白喉杆菌、奈瑟脑膜炎双球菌、百日咳杆菌、产气荚膜杆菌属、丙酸杆菌、消化链球菌、牛链球菌、沙门菌、真细菌属、放线菌、钩端螺旋体、梅毒螺旋体；阿莫西林的不稳定性敏感菌有青霉素敏感性、耐药性肺炎球菌、肠粪链球菌、大肠杆菌、奇异变形杆菌、志贺菌、霍乱弧菌、流感嗜血菌、淋病奈瑟球菌、梭状杆菌；阿莫西林的耐药菌有葡萄球菌、卡他菌属、产酸克雷白杆菌、肺炎克雷白杆菌、普通变形杆菌、假单孢菌属、不动杆菌、弯曲杆菌、韦荣球菌、支原体、立克次体、军团菌属、分歧杆菌、脆弱杆菌。

阿莫西林杀菌作用强，穿透细胞壁的能力强，对大多数致病的G+菌和G-菌（如球菌和杆菌），均有强大的抑菌、杀菌作用；对溶血性链球菌、布氏杆菌、沙门氏菌、肠球菌轻度敏感。阿莫西林能够治疗溶血链球菌、肺炎链球菌、葡萄球菌、流感嗜血杆菌所致的中耳炎、

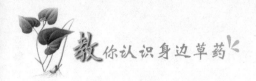

鼻窦炎、咽炎、扁桃体炎等上呼吸道感染；大肠埃希菌、奇异变形杆菌、粪肠球菌所致的泌尿生殖道感染；溶血链球菌、葡萄球菌或大肠埃希菌所致的皮肤软组织感染；溶血链球菌、肺炎链球菌、葡萄球菌、流感嗜血杆菌所致急性支气管炎、肺炎等下呼吸道感染；急性单纯性淋病。另外可以治疗伤寒、伤寒带菌者及钩端螺旋体病；与克拉霉素、兰索拉唑三联用，能根除胃、十二指肠幽门螺杆菌，降低消化道溃疡。阿莫西林的抗菌谱及抗菌活性与氨苄西林基本相同，耐酸性较氨苄西林强，杀菌作用优于氨苄西林，但不能用于脑膜炎的治疗。

总之，阿莫西林主要用于畜禽大肠杆菌，沙门氏菌，链球菌，变形杆菌和巴氏杆菌等所引起的肠炎、腹泻、输卵管炎、卵巢炎、禽霉乱、伤害感冒、支气管炎、肺炎、支原体感染。口服成人1次2粒，每隔6~8小时一次，一日剂量不超过16克。肌内注射，每次0.5~1克，一日3~4次。静脉滴注，每次0.5~1克，一日3~4次。口服制剂仅用于轻中度感染，宜饭后服用；注射液不宜配制后久置。

 教你一小手

服用阿莫西林的不良反应与禁忌

阿莫西林的不良反应有：过敏反应症状（如药物热、荨麻疹、皮疹、过敏性休克）、消化系统症状（如腹泻、恶心、呕吐、假膜性结肠炎）、血液系统症状（如嗜酸粒细胞增多、白细胞减少、血小板减少、贫血）、皮肤粘膜反应（如斑丘疹、渗出性多形性红斑、Lyell综合征、剥脱性皮炎）、肝肾功能紊乱（如血清转氨酶升高、急性间质性肾炎）、出现由念珠菌或耐药菌引起的二重感染、惊厥。

　　阿莫西林的服用禁忌有：青霉素过敏、青霉素皮肤试验阳性患者禁用；用药前必须详细询问过去病史，包括是否用过青霉素类药，有无胸闷、瘙痒、面部发麻、发热等症状；肌内注射或静脉给药时，须作青霉素G皮试，皮试阳性反应者不能使用本药；与氨基糖苷类药（庆大霉素、卡那霉素）、环丙沙星、培氟沙星等属配伍禁忌，联用时不可置于同一容器中；服药期间不要吃高纤维食品，如燕麦，芹菜，胡萝卜。

头孢拉定的简历与功效

　　头孢拉定，别名先锋霉素Ⅵ、头孢菌素Ⅵ、先锋瑞丁、头孢拉丁、头孢握定、头孢雷定、环烯头孢菌素、泛捷复、克必力、赛菲得、己环胺菌素、头孢环己烯、环己烯胺头孢菌素、环烯头孢菌素，为第一代半合成头孢菌素，对不产青霉素酶、产青霉素酶金葡菌、凝

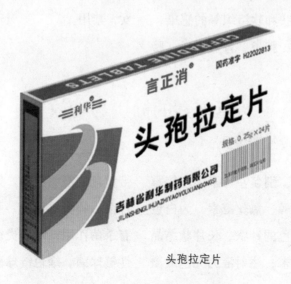

头孢拉定片

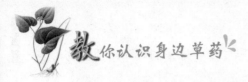

固酶阴性葡萄球菌、A组溶血性链球菌、肺炎链球菌、草绿色链球菌等革兰阳性球菌有良好抗菌作用；对革兰阳性菌与革兰阴性菌的作用，与头孢氨苄相似；对淋球菌有一定作用，对产酶淋球菌具活性，对流感嗜血杆菌的活性较差；厌氧革兰阳性菌对本品敏感，脆弱拟杆菌、耐甲氧西林葡萄球菌属、肠球菌属对本品耐药。

头孢拉定的主要成分为头孢拉定，为白色、类白色结晶性粉末，微臭；对耐药性金葡菌及其它多种对广谱抗生素耐药的杆菌有迅速的杀菌作用；主要用于治疗呼吸道、泌尿道、皮肤和软组织等的感染，如支气管炎、肺炎、肾盂肾炎、膀胱炎、耳鼻咽喉感染、肠炎及痢疾；也用于预防外科术后感染。口服，成人，每次0.25～0.5克，每6小时一次，一日最高16粒。肌注或静注，成人每次0.25～0.5克，每日3～4次。头孢拉定的使用禁忌有：会出现恶心、外阴瘙痒、呕吐、腹泻、皮疹、荨麻疹等不良反应；长期应用会造成菌群失调、维生素缺乏；对青霉素过敏、过敏体质的人，慎用；宜空腹服用；可致成人、小儿严重血尿，急性肾功能衰竭；回造成头孢脑病，表现为烦躁不安，神志恍惚，继而抽搐，神志不清，尿失禁；孕妇、哺乳期妇女，禁用。

氯霉素的简历与功效

氯霉素，别名左霉素、左旋霉素、氯胺苯醇、氯丝霉素，为白色或微带黄绿色的针状、长片状结晶或结晶性粉末；注射液为无色或微带黄色的澄明液体。氯霉素对流感杆菌、肺炎链球菌、脑膜炎奈瑟菌有杀菌作用；对肺炎链球菌、化脓性链球菌、绿色链球菌、淋球菌、脑膜炎球菌、流感嗜血杆菌、李司忒菌、布氏杆菌、败血出血性巴斯德杆菌、白喉杆菌、支原体、衣原体、立克次体、螺旋体、金黄色葡萄球菌、化脓性链球菌、草绿色链球菌、B组溶血性链球菌、大肠杆菌、肺炎克雷伯菌、奇异变形杆菌、伤寒沙门菌、副伤寒沙门菌、志贺菌属、脆弱拟杆菌，有抑制作用；另外，金黄色葡萄球菌、沙门菌（包括伤寒杆菌）、大肠杆菌、肺炎克雷白杆菌、奇异变形杆菌，对本品敏感。肺炎链球菌、流感嗜血杆菌、脑膜炎球菌、沙雷杆菌、普鲁威登菌、吲哚阳性变形杆菌、绿脓杆菌、铜绿假单胞菌、不动杆菌属、肠杆菌属、粘质沙雷菌、吲哚阳性变形杆菌属、甲氧西林耐药葡萄球菌、肠球菌属，较易发生耐药性。

氯霉素主要用于伤寒、副伤寒和其他沙门菌、脆弱拟杆菌感染；与氨苄西林合用，可治疗流感嗜血杆菌性脑膜炎；由脑膜炎球菌或肺炎链球菌引起的脑膜炎（如，肺炎

链球菌脑膜炎、奈瑟菌脑膜炎、革兰阴性杆菌脑膜炎）。另外可治疗B型流感嗜血杆菌脑膜炎、脑脓肿、严重厌氧菌感染（如脆弱拟杆菌所致感染，腹腔感染和盆腔感染）、敏感细菌所致的各种严重感染（如由流感嗜血杆菌、沙门菌属及其他革兰阴性杆菌所致的败血症及肺部感染）、立克次体感染（如Q热、落矶山斑点热、地方性斑疹伤寒）。由沙门菌属感染的胃肠炎，不宜应用本品。

氯霉素主要外用治疗沙眼、化脓菌感染。稀释后静脉滴注氯霉素，成人一日2～3克，分2次给予；小儿按体重一日25～50毫克/千克，分3～4次给予；新生儿一日不超过25毫克/千克，分4次给予。使用氯霉素的不良反应有：导致白细胞和血小板减少；出现再生障碍性贫血、瘀点、瘀斑、鼻衄，以及高热、咽痛、黄疸、苍白；出现溶血性贫血；灰婴综合征，如腹胀、呕吐、进行性苍白、紫绀、微循环障碍、呼吸不规则，应及早停药；

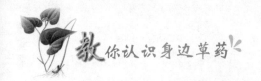

诱发出血倾向；造成周围神经炎和视神经炎而致盲；可致各种皮疹、日光性皮炎、血管神经性水肿；可致肺、胃肠道及尿路感染；出现腹泻、恶心及呕吐。

红霉素的简历与功效

红霉素，别名威霉素、福爱力、新红康，由链霉素中提炼的碱性抗生素，为白色或类白色的结晶或粉末。对军团菌肺炎、支原体肺炎和非典性肺炎，红霉素是首选药。红霉素的抗菌谱与青霉素近似，对革兰阳性菌，如葡萄球菌、化脓性链球菌、绿色链球菌、肺炎链球菌、粪链球菌、梭状芽孢杆菌、白喉杆菌有较强的抑制作用；对革兰阴性菌，如淋球菌、螺旋杆菌、百日咳杆菌、布氏杆菌、军团菌、流感嗜血杆菌、拟杆菌有抑制作用。此外对支原体、放线菌、螺旋体、立克次体、衣原体、奴卡菌、少数分枝杆菌和阿米巴原虫，也有抑制作用。金黄色葡萄球菌对本品耐药。

红霉素适用于支原体肺炎、沙眼衣原体引起的新生儿结膜炎、婴儿肺炎、生殖泌尿道感染（如非淋病性尿道炎）、军团菌病、白喉及白喉带菌者、皮肤软组织感染、百日咳、敏感菌（如流感杆菌、肺炎球菌、溶血性链球菌、葡萄球菌）引起的呼吸道感染（肺炎）、链球菌咽峡炎、李斯德菌感染、风湿热及心内膜炎的预防、空肠弯曲菌肠炎，以及淋病、梅毒、痤疮。也用于溶血性链球菌及肺炎球菌所致的呼吸道感染、军团菌肺炎、支原体肺炎、皮肤软组织感染。

红霉素胶囊，对金黄色葡萄球菌、链球菌、棒状杆菌、李司忒菌、卡他摩拉菌、军团菌高度敏感；对口腔拟杆菌、产黑拟杆菌、消化球菌、消化链球菌、痤疮丙酸杆菌等厌氧菌，以及脑炎弓形体、衣原体、梅毒螺旋体等也有抗菌作用。但对螺旋杆菌、淋球菌、脑膜炎球菌、百日咳杆菌等作用较弱。

红霉素片口服，成人每日1~2克，儿童每日30~50毫克/千克，分3~4次。静注或静滴可用乳糖酸红霉素，成人每日1~2克/日，儿童每日20~30毫克/千克，分2~3次。使用禁忌有：孕妇及哺乳期妇女，慎用；给药应按一定时间间隔进行，以保持体内药物浓度；红霉素片应整片吞服；幼儿可服用对酸稳定的酯化红霉素；不可与β-内酰胺类药物、口服避孕药、华法令、卡马西平、氨茶碱、辅酶A、细胞色素C、万古霉素、磺胺嘧啶钠、青霉素、氨苄青霉素钠、头孢噻吩钠及碳酸氢钠等合用；可引起疼痛及硬结，不宜肌注；不宜饭后立即服用。使用红霉素的不良反应有腹泻、恶心、呕吐、胃绞痛、口舌疼痛、胃纳减退、药物热、皮疹、嗜酸粒细胞增多、肝脏损害、黄疸、胃溃疡、胃出血。

诺氟沙星的简历与功效

诺氟沙星为类白色至淡黄色结晶性粉末；在空气中能吸收水分，遇光色渐变深；为氟喹诺酮类抗菌药，对需氧革兰阴性杆菌的抗菌活性高，对诸如肠杆菌科的枸橼酸杆菌属、阴沟肠杆菌、产气肠杆菌，以及大肠埃希菌、克雷伯菌属、变形菌属、沙门菌属、志贺菌属、弧菌属、耶尔森菌等有很好的抗菌作用。另外，诺氟沙星对淋病奈瑟菌、流感嗜血杆菌、卡他莫拉菌，也有抗菌作用。诺氟沙星适用于敏感菌所致的尿路感染、淋病、前列腺炎、肠道感染、伤寒及其他沙门菌感染。

诺氟沙星用于治疗大肠埃希

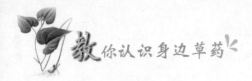

菌、肺炎克雷伯菌、奇异变形菌所致的急性单纯性下尿路感染时，一次400毫克，一日2次，疗程3日；用于治疗其他病原菌所致的单纯性尿路感染时，一次400毫克，一日2次，疗程7~10日；用于治疗复杂性尿路感染时，一次400毫克，一日2次，疗程10~21日；用于治疗单纯性淋球菌性尿道炎，单次800~1200毫克；用于治疗急性及慢性前列腺炎，一次400毫克，一日2次，疗程28日；用于治疗肠道感染，一次300~400毫克，一日2次，疗程5~7日；用于治疗伤寒沙门菌感染，一日800~1200毫克，分2~3次服用，疗程14~21日。

诺氟沙星宜空腹服用，同时饮水250毫升；为避免结晶尿的发生，宜多饮水，保持24小时排尿量在1200毫升以上；肾功能减退者，需调整给药剂量；老年患者，需减量应用。使用诺氟沙星的不良反应有腹部不适、腹泻、恶心、呕吐、头昏、头痛、嗜睡、失眠、皮疹、皮肤瘙痒、血管神经性水肿、光敏反应、癫痫发作、精神异常、烦躁不安、意识障碍、幻觉、震颤、血尿、发热、静脉炎、结晶尿、关节疼痛、血清氨基转移酶升高、血尿素氮增高；禁忌有：对本品及氟喹诺酮类药过敏者，禁用；应避免过度暴露于阳光，如发生光敏反应需停药；重症肌无力患者应慎用；肝功能减退、肝硬化腹水、肝肾功能均减退者，应慎用；有中枢神经系统疾病如癫痫及癫痫病史者，应避免应用；18岁以下的患者禁用。

利福平的简历与功效

利福平，别名甲哌利福霉素、力复平、利米定，为糖衣片；除去包衣后显橙红色或暗红色，是一种很好的抗痨药。利福平对结核杆菌、麻风杆菌，有明显的杀菌作用；对脑膜炎球菌、流感嗜血杆菌、金黄色葡萄球菌、表皮链球菌、肺炎军团菌、淋病奈瑟球菌、沙眼衣原体、性病淋巴肉芽肿、鹦鹉热、葡萄球菌产酶株、甲氧西林耐药株、肺炎链球菌、其他链球菌属、肠球菌属、李斯特菌属、炭疽杆菌、产气荚膜杆菌、白喉杆菌、厌氧球菌等有抗菌作用。

利福平适应治疗各种结核病、结核性脑膜炎、麻风、非结核分枝杆菌感染、甲氧西林耐药葡萄球菌所致严重感染、军团菌属严重感染、无症状脑膜炎奈瑟菌带菌者；主要应用于肺结核、其他结核病、麻风、军团菌肺炎，还可与耐酶青霉素、万古霉素联合治疗表皮链球菌或金黄色葡萄球菌引起的骨髓炎和心内膜炎，用于消除脑膜炎球菌或肺炎嗜血杆菌引起的咽部带菌症。外用治疗沙眼及敏感菌引起的眼部感染。但不适用于脑膜炎奈瑟菌感染的治疗。

利福平用于治疗肺结核及其他

结核病，成人口服，1次0.45～0.6克，1日1次，于早饭前服，疗程半年左右。1～12岁儿童1次量为10毫克/千克，1日2次。新生儿1次5毫克/千克，1日2次；用于治疗其他感染，1日0.6～1克，分2～3次给予，饭前1小时服用；用于治疗沙眼及结膜炎，用0.1%滴眼剂，1日4～6次；用于治疗菌痢，用本品0.6克加TMP0.2克，1日2次，服用1～2日。宜空腹服药。服药后，大小便、唾液、痰液、泪液等排泄物，均显桔红色。

利福平可致肝功能不全，肝损害一旦出现，立即停药；应避免拔牙等手术，注意口腔卫生、刷牙及剔牙均需慎重；应于餐前1小时或餐后2小时服用，清晨空腹一次服用吸收最好；不可与双香豆素类抗血凝药、口服降糖药、洋地黄类、皮质激素、氨苯砜、口服避孕药、糖皮质激素、盐皮质激素、抗凝药、氨茶碱、茶碱、氯霉素、氯贝丁酯、环胞素、维拉帕米、妥卡尼、普罗帕酮、甲氧苄啶、促皮质素、丙

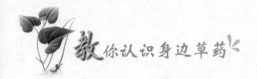

吡胺、奎尼丁等合用；不可服用过量，否则会造成精神迟钝、眼周或面部水肿、全身瘙痒、红人综合征及死亡。

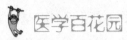医学百花园

使用利福平的相关事项

利福平的不良反应有恶心、呕吐、食欲不振、腹泻、胃痛、腹胀、白细胞减少、血小板减少、嗜酸细胞增多、肝功能受损、脱发、头痛、疲倦、蛋白尿、血尿、肌病、心律失常、低血钙、药物热、皮疹、急性肾功能衰竭、胰腺炎、剥脱性皮炎、休克、溶血性贫血。

利福平与异烟肼、氨基水杨酸钠联合使用，肝毒性强；与乙胺丁醇合用，加强视力损害；用药期间应检查肝功能，肝功能不全者慎用；胆道阻塞，禁用；婴儿、一般肝病患者，慎用；对本品过敏者以及孕妇，禁用；老年人，儿童，哺乳期妇女，慎用；酒精中毒、肝功能损害者慎用。

布洛芬的简历与功效

布洛芬，别名异丁苯丙酸、异丁洛芬、拔怒风、芬必得布，是抗炎解热止痛类药物，誉为"超级阿司匹林"；剂型有片、缓释片、缓释胶囊、颗粒剂、口服液、栓、乳膏、搽剂、复方；最初是用作骨关节炎疼痛的治疗药物，具有解热、镇痛、抗炎作用；用于扭伤、劳损、下腰疼痛、肩周炎、滑囊炎、肌腱及腱鞘炎、牙痛和术后疼痛、类风湿性关节炎、骨关节炎、非类风湿性关节病、关节肌肉痛、头痛、痛经、神经痛；也可用

于减轻普通感冒或流行性感冒引起的发热，及癌症、阿尔茨海默病、老年痴呆症。

布洛芬为口服，成人每次200毫克，每日1～3次，每日最多不超过800毫克；治疗痛经时，200毫克，每8小时一次，口服。布洛芬缓释剂，可每次300毫克，每日1～2次。布洛芬外用，每日3次。布洛芬必须整粒吞服，不得打开或溶解后服用；与丙磺舒、维拉帕米、硝苯地平同用时，要降低剂量；与地高辛同用时，要调整地高辛剂量。使用布洛芬的不良反应有轻度消化不良、皮疹、胃肠道溃疡、出血、胃烧灼感、胃痛、恶心、呕吐、头痛、嗜睡、晕眩、耳鸣少见、下肢浮肿、支气管哮喘发作、肝酶升高、白细胞减少。

使用布洛芬的注意事项有：用药期间如出现胃肠出血，肝、肾功能损害，视力障碍、血象异常以及过敏反应等情况，应停药；对阿司匹林或其他非甾体类消炎药过敏者，孕妇及哺乳期妇女，慎用；患有哮喘、心功能不全、高血压、血友病及其他出血性疾病、消化道溃疡、肾功能不全者，慎用；不宜长期或大量使用，用于止痛不得超过5天，用于解热不得超过3天；对本品及其他解热、镇痛抗炎药物过敏者，禁用；不能同时服用其他含有解热镇痛药的药品；服用本品期间不得饮酒或含有酒精的饮料；鼻息肉综合症及血管水肿患者，禁用；不能与抗凝血药、糖尿病药物、高血压药物、皮质激素类同用；不宜与甲氨蝶呤同用，以防中毒。

硝酸甘油的简历与功效

硝酸甘油是应用最广泛、最有效的短效抗心绞痛药物，可缓解各

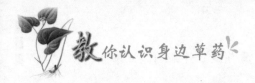

类心绞痛，如劳累诱发的典型心绞痛、冠状动脉痉挛引起的变异型心绞痛，以及不稳定型心绞痛，舌下含服硝酸甘油1分钟后即起效。静脉用硝酸甘油主要用于急救。硝酸甘油既可用于心绞痛急性发作，也可用于急性左心衰竭，是防治冠心病、心绞痛的特效常用药，作用持续时间为10~30分钟，被称为"救命药"。病人在解大便前、上楼梯时，可先含服硝酸甘油片，以预防心绞痛的发作。

硝酸甘油主要用于防治心绞痛，包括稳定型、变异型及不稳定型心绞痛。另外可用于充血性心力衰竭、手术期间控制性低血压、急性心肌梗死、胆绞痛、幽门痉挛、肾绞痛，以及舒张支气管、胃肠道、泌尿生殖道平滑肌。心绞痛发作时舌下含化，每次0.5毫克。薄膜剂每次5~10毫克，贴于胸部。静滴每次10毫克。喷雾剂每次0.4毫

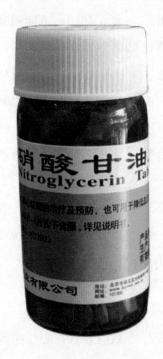

硝酸甘油

克。使用硝酸甘油的不良反应有面部潮红、眩晕、心动过速、跳动性头痛；大剂量会引起呕吐、烦躁不安、视力减弱、低血压、昏厥、心动过缓；长期接触突然停药，可出现停药症状。

硝酸甘油的服用事项有：青光眼，冠状动脉闭塞及血栓形成、脑出血、颅内压增高，忌用；与心得安合用有协同作用，但心得安可引起血压下降，有一定危险性；不能吞服，要放在舌下含服；硝酸甘油是种亚硝酸盐，过热见光都极易分解失效，每次取药时应快开、快盖，用后盖紧；含硝酸甘油时，宜取坐位，或靠墙下蹲位；长期连续服用可产生耐受性；严重低血压、低血容量、严重贫血、缩窄性心包炎、颅内压升高、严重肝肾功能损害、早期心肌梗死病人，慎用；初次用药可先含半片，以避免和减轻副作用。

奎尼丁的简历与功效

奎尼丁为抗心律失常药，主要用于慢性心房纤颤和心房扑动，不过宜先用强心苷，以防止奎尼丁引起心室率加快。房颤转复后，用奎尼丁能够长期维持。奎尼丁一般为口服，适用于房性早搏、心房颤动、阵发性室上性心动过速、预激综合征合并室上心律失常、室性早搏、室性心动过速及颤动、心房扑动经电转复后的维持治疗。肌注及静注已不用。服用奎尼丁的不良反应有厌食、恶心、呕吐、腹泻、头痛、耳鸣、视觉障碍、皮疹、呼吸困难、血压下降、休克以及奎尼丁晕厥。若出现上述现象，应立即停药。奎尼丁不可与其它抗心律失常药、抗凝药、洋地黄类、苯巴比妥及苯妥英钠、尿液碱化药（如乙酰

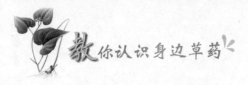

唑胺、抗酸药或碳酸氢盐）、异丙肾上腺素等合用，但能与抗胆碱能药、拟胆碱能药、神经肌肉阻滞药（如筒箭毒碱、琥珀胆碱）、钾制剂、降压药、扩张血管药及β阻滞剂、利福平等合用。

服用奎尼丁的方法是口服，先试服0.2克，观察过敏及特异性反应。一般来说，其常用量为每次0.2～0.3克，每天3～4次。对于阵发性室上性心动过速、心房颤动、心房扑动，第一日0.2克，共服用5次；第二日增至每次0.3克，第三日每次0.4克，均每天5次。而治疗恢复窦性心律后则改为每次0.2～0.3克，每天3～4次。小儿常用量请遵照医嘱使用。出现室性心动过速等心脏毒性时，可静脉滴注乳酸钠。肌注、静脉注射应特别慎重，以防止血压骤降及呼吸抑制。

奎尼丁用于纠正心房颤动、心房扑动时，应先给洋地黄饱和量，以免导致心力衰竭；每次给药前应仔细观察心律和血压改变，并避免夜间给药；患心房颤动的病人，用药过程中可能诱发产生脑栓塞、肠系膜动脉栓塞，应严密观察；对于血压偏低或处于休克状态的病人，应先提高血压、纠正休克，然后再用；每次服药前要检查血压、心率和心律，并记录心电图，避免低血钾。

服用奎尼丁时应该注意，洋地黄中毒、病态窦房结综合征、心源性休克、严重肝肾功能损害、对奎宁及其衍生物过敏、血小板减少症者禁用；未经治疗的心衰、房室传导阻滞、极度心动过缓、肝肾功能不全、低血压、低血钾，慎用；哺乳期妇女、老人、小儿、显著心动过缓、低血压、重症肌无力者，慎用；用药3～4日仍无效者应停用；心电图出现QRS波增宽，立即停药；严重心肌损害、严重心肌病变、严重肝肾功能损害、孕妇，忌用。

可乐定的简历与功效

可乐定，别名可乐宁、压泰生、血压得平、氯压定、催压降、苯氨咪唑啉、盐酸氯压定，为敷贴面具有粘性药膜的圆形或方形贴片的抗高血压药。可乐定适用于治疗高血压、高血压急症、偏头痛、绝经期潮热、痛经，以及戒绝阿片瘾毒、患有青光眼的高血压、严重痛经、青光眼。可乐定治疗高血压时，可以单独使用或与其它降血压药合用；使用方法是取本品，揭去保护层，贴于耳后无发、干燥的皮肤处。贴用三天后需换用新贴片。成年患者首次使用一片，如增至三片无效果且有不良反应，应停药。

可乐定治疗高血压时，起始剂量0.1毫克，一日2次。严重高血压开始口服0.2毫克；治疗绝经期潮热。一次0.025～0.075毫克，每日2次；治疗严重痛经时，口服，每次0.025毫克，每日2次，在月经前及月经时，共服14日；治疗偏头痛时，口服，一次0.025毫克，每日2～4次。与乙醇、巴比妥类或镇静药等中枢神经抑制药合用，可加强中枢抑制作用；与其他降压药合用，可加强降压作用；不宜与β受体阻滞剂、三环类抗抑郁药、非甾体类抗炎药合用。

使用可乐定的不良反应有口干、瞌睡、头晕、便秘、全身反应虚弱、疲劳、头痛、戒断综合征、对酒精的敏感性增加、发烧、心悸、心动过速、心动过缓、精神抑郁、失眠、皮疹、瘙痒、荨麻疹、血管神经性水肿、脱发、厌食、肝炎、腮腺炎、阳痿、性欲丧失、夜尿症、排尿困难、尿潴留、男性女子型乳房、关节疼痛、腿抽筋、眼干、视力模糊。

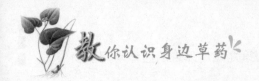

使用可乐定的注意事项有：对可乐定过敏者，妊娠及哺乳期妇女，禁用；患有严重冠状动脉闭锁不全、传导障碍、新近发生心肌梗塞、脑血管病、慢性肾衰的病人，慎用；从事危险活动如操作机器或开车的病人，慎用；过量使用会造成高血压、低血压、心动过缓、呼吸抑制、低体温、瞌睡、反射作用降低、虚弱、兴奋、瞳孔缩小等不良反应。过量的症状通常在服药后30分钟至2小时内出现。